UNA PRISIÓN LLAMADA

DEPRESIÓN

Un lugar del que es posible salir

ANDRÉS ARANGO

UNA PRISIÓN LLAMADA DEPRESIÓN

Un lugar del que es posible salir

1ª Edición Noviembre de 2021
2ª Edición Noviembre de 2023
Título Original: Una Prisión llamada Depresión
Subtítulo: Un lugar del que es posible salir
Autor: Andrés Arango

Edición y corrección de texto. Oliva González
Diagramación e Ilustración. Lorena Garzón y Jonatan Puerto.
Impresión Gráficas Eureka.
Impreso en Cali, Colombia.

Citas bíblicas tomadas de la Reina Valera 1960 y 1990 (RV60-RVR90), Traducción del Lenguaje Actual 2003 (TLA), Nueva Traducción Viviente 2010 (NTV) y Nueva Biblia de las Américas (NBLA) como se indica en cada texto.

ISBN 978-628-01-1581-8

COMENTARIOS DE OTROS ESCRITORES

"Gracias Andrés por permitirle a tantas personas saber que sí hay esperanza en medio de un tormento que amenaza con nunca terminar, pero del que se puede salir".

Andrés Corson

Pastor Iglesia Su Presencia, Bogotá, Colombia.

"Andrés, desde su profesión y vocación, logra a través de este libro conectar aspectos que se entrelazan para traer salud mental y espiritual al lector".

Félix Ortiz

Director de Especialidades 625, sociólogo, escritor, historiador y profesor universitario. Barcelona, España.

"Estoy seguro de que ayudará a muchos a pensar diferente respecto a este mal que arruina la vida de tantas personas. Gracias Andrés por este inmenso regalo".

Javier Silva

Presidente JMS Custom Homes, Dallas Tx, Estados Unidos.

"Definitivamente, un libro que aborda lo real sin descuidar lo espiritual. Gracias Andrés por dejarnos ver realidades a veces ocultas en nuestra espiritualidad".

Héctor Escobar

Pastor presidente de Centro Cristiano El Sembrador en Sevilla, España. Exdirector Nacional de Jóvenes, España.

"Andrés, depositas en nuestras manos una mirada bíblica, pero también humana de qué es y no es la depresión. Bendices a muchos".

David Scarpeta
Cantautor y Pastor Grace Church, Houston, Tx. EE.UU.

"Esta segunda edición es una herramienta no solo relevante, sino importante a la hora de abordar la problemática mundial de la depresión. ¡Te bendecirá!".

Itiel Arroyo
Conferencista internacional, autor del libro "Amar es para valientes". Bilbao, España.

AGRADECIMIENTOS

Agradezco profundamente a mi familia por su apoyo permanente e incondicional, y de manera muy especial al personal del Hospital Psiquiátrico, con el que tengo el gusto de servir semana a semana a quienes viven la depresión como una realidad.

También a todos los que hacen parte de la familia Central, esa Comunidad Cristiana que me ha dado el honor de servirles con profundo amor.

Dedico este libro a todos los que día a día luchan contra la depresión. Definitivamente, aunque parezca imposible, sí se puede superar.

Contenido

INTRODUCCIÓN

Quise aventurarme a escribir la segunda edición de este libro, ya que la primera ha llegado a las manos de miles de personas en distintos países; lo relevante ha sido que ha alcanzado a muchos que estaban luchando contra ese monstruo llamado: depresión.

Decir depresión se ha vuelto normal hoy en día, pero no es tan normal como parece. Por culpa de ella y su mal abordaje, se registran miles de casos de autolesión, jóvenes y adultos desesperanzados, y adolescentes que apenas comenzando la vida ya no quieren seguir. Por eso, esta corta, pero perturbadora palabra, "depresión", que parece tomar el control de nuestra vida por momentos y hasta arruinarnos la existencia, debe ser vista como la enfermedad que es, estemos en un escenario clínico, social o religioso.

Podemos decir que la depresión es un trastorno que amenaza indistintamente a cualquier individuo sin importar su raza, religión o estrato social. Sí, es justamente esa palabra tan común hoy en día la que vamos a analizar, y quizás hasta desenmascarar, para poder comprender sus efectos, alcances y, por qué no, los mitos sobre lo que es y no es la depresión.

Quiero aclarar que haré el mayor esfuerzo por no contaminar lo espiritual con lo académico, pero tampoco quiero que lo religioso, o esa valiosa expresión de fe, nuble algunas realidades que nos recuerdan nuestra sensible y frágil humanidad.

Apreciado lector, puede que esté pasando por un estado depresivo o simplemente quiera profundizar en el tema para ayudar a otros. Sea cual sea el caso, el propósito de este libro es generar herramientas prácticas que den luz respecto a una condición que parece estar fuera de control, una condición llamada depresión. Cuando digo fuera de control es porque basta recordar la pandemia que comenzó en el año 2020 y cuyos estragos aún se siguen sintiendo hoy, no solo a nivel económico y de salubridad, sino a lo que a salud mental se refiere.

Abordar aspectos espirituales, científicos, personales, ambientales, entre otros, ayudará a observar desde distintos frentes esta enfermedad que se ha convertido en el mayor enemigo y tormento de mucha gente; tormento que veo cada semana en las hospitalizaciones del lugar donde trabajo como psicólogo clínico. Como dato curioso para reflexionar, más del 80 por ciento de los pacientes que son tratados allí están adscritos a una expresión de fe, o como lo llamarían mis colegas: "un discurso religioso elaborado", especialmente desde el cristianismo.

Personalmente, considero que SÍ es posible salir de la depresión, pero no de manera rápida o mágica, se necesita un abordaje integral que ayude a la persona a transitar por un camino (aunque a veces lento y difícil) que lo llevará a la salida de ese interminable laberinto que amenaza con bloquearlo y arruinarlo tanto personal, como familiar y emocionalmente.

Le invito a leer cada línea de este libro con un corazón abierto y con una premisa: la depresión ***no es un pecado ni un demonio*** (en el libro lo explicaré). Permítame hacer aquí unas preguntas en caso de que le haya generado rechazo la frase: "no es un demonio"; si la depresión es un demonio, ¿por qué mejora con medicamentos?, ¿por qué se alivia en la hospitalización?

Solo son interrogantes para invitarle a pensar y a no generar más angustia en el depresivo. Que alguien con la angustia que le genera la depresión se tenga que enfrentar con un discurso de mayor tormento al decirle que no solo está deprimido, sino también endemoniado, no es justo ni ayuda para nada.

La depresión no es un padecimiento que se deba sufrir para siempre. De hecho, a lo largo de los años he tenido el honor de acompañar a muchas personas que han vivido esta enfermedad y puedo decir que, desde mi vocación pastoral y profesión como psicólogo clínico, he podido generar una integralidad que al final permite ver la victoria sobre ese aparente monstruo llamado depresión.

¡Claro! No dejo de pensar y creer que nada es imposible para Dios, eso incluye la depresión.

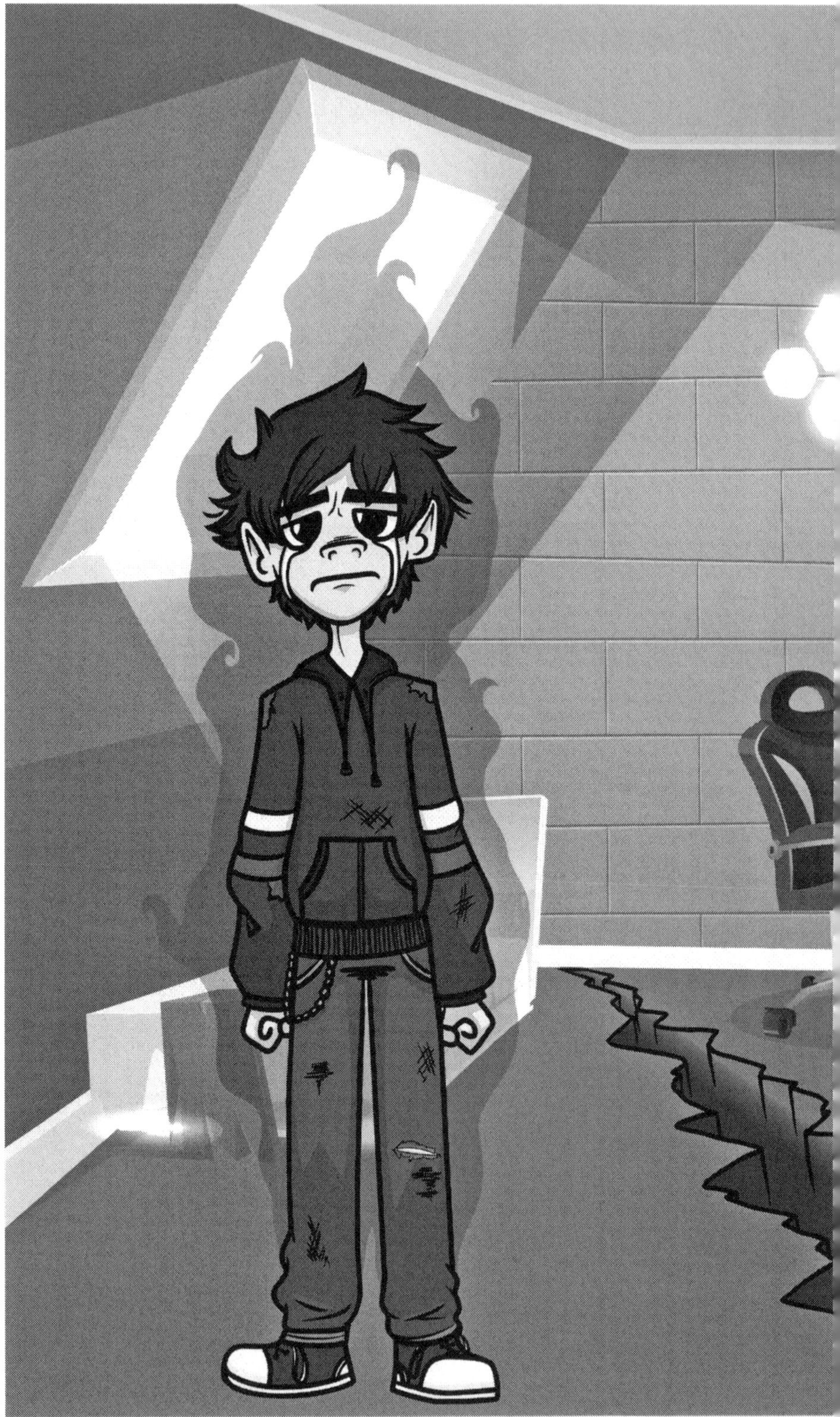

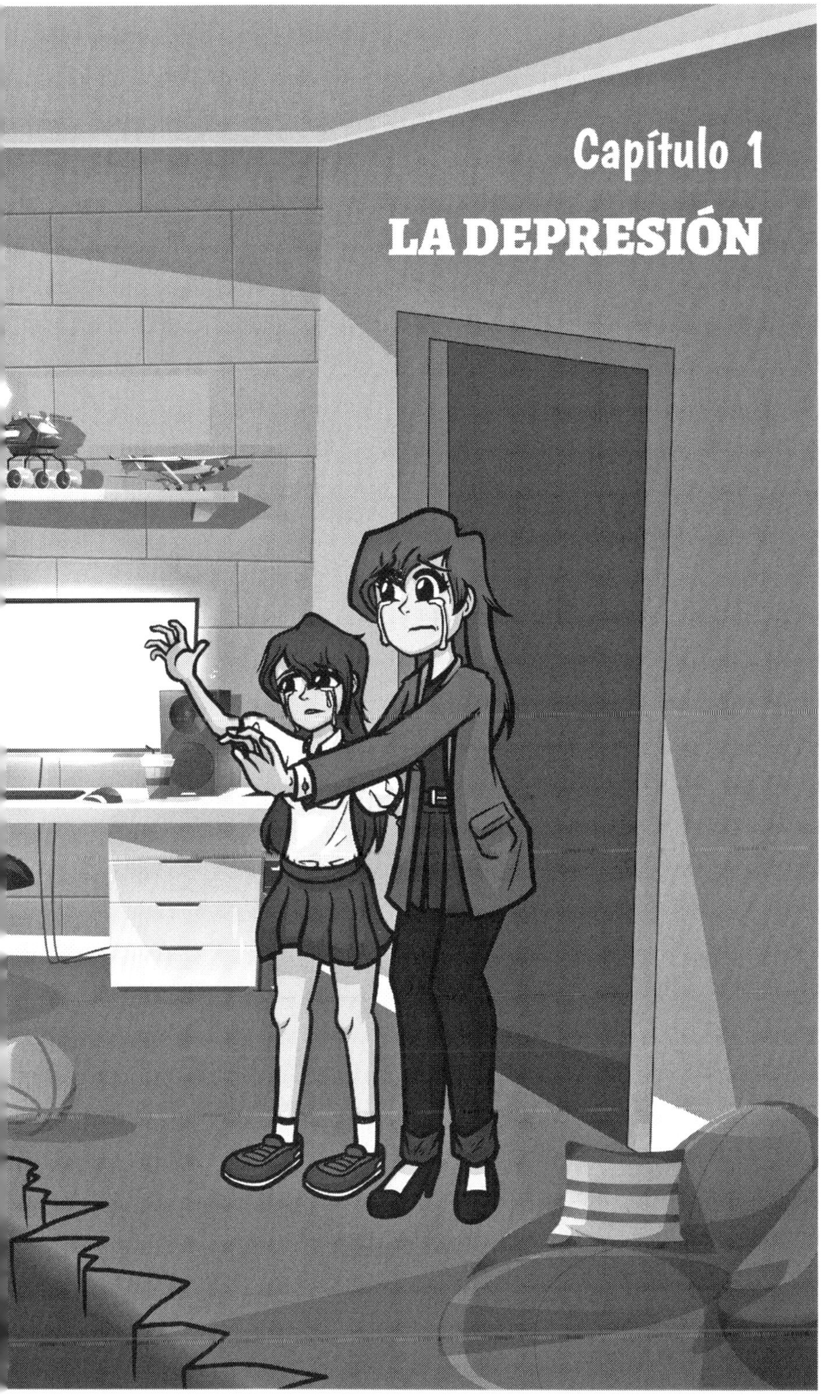
Capítulo 1
LA DEPRESIÓN

¿Qué es la depresión?

Existen diferentes posiciones e interpretaciones frente a qué es la depresión; posturas sugestivas que minimizan el tormento que la depresión genera hasta manuales que eliminan toda esperanza de cura. En esos diferentes abordajes, que pueden ser clínicos, psicoanalíticos, religiosos y hasta personales, se teje un sin número de vías que terminan angustiando aún más al que padece este trastorno.

En un intento por ser objetivo ante un tema tan complejo, quiero mantener el concepto de "enfermedad" que requiere de atención y tratamiento como cualquier otro cuadro clínico. Sin embargo, tal como lo dice *Sue, David (2010)* en "Psicopatología: Comprendiendo la conducta anormal", México, Cengage Leaerning: *"A menudo es difícil explicar la depresión, no podemos señalar un evento único, una experiencia traumática o algún estresor que sea el causante único de la depresión".*

Los psicólogos clínicos caemos en la tentación de abordar todo síntoma como un trastorno o síndrome de..., pero en realidad una mirada un poco más holística podría dar un mejor abordaje con la persona que enfrenta un episodio o estado depresivo.

Hoy en día existen manuales, test y distintos mecanismos para supuestamente detectar o tratar la depresión, pero solo aquel que vive esa enfermedad sabe lo extraña e impredecible que puede ser. Es como un terremoto interno que por momentos parece calmarse, pero instantes después reaparece y trata de salir.

La depresión entonces es una enfermedad que se caracteriza por la perturbación emocional y mental que afecta el estado de ánimo y lleva a la persona a la incapacidad de funcionar correctamente, sumiéndola en profunda tristeza, así como en sentimientos de inutilidad y desesperanza que pueden desatar pensamientos y comportamientos de autolesión y suicidio.

Seguramente, quien ha sufrido o sufre de depresión comprende más fácilmente el deseo de "terminar con eso" que se repite una y otra vez, y es allí donde la muerte aparece como opción. Permítame mostrarle que hay caminos por los cuales

> **« Desde la clínica se mencionan diferentes estados en la depresión, desde un episodio grave, hasta uno moderado. »**

se puede transitar para no terminar en un acto desesperado de huida y llegar a la letalidad que causará impacto y dolor a quienes lo aman.

Considero que la etimología de la palabra depresión nos resume en sí misma su significado, tal como lo expresa *Bertholet* (2012) en "La Depresión". Buenos Aires: Facultad de Psicología, Universidad de Buenos Aires. *"Depresión proviene de "prémere": apretar, oprimir y "deprimiere": empujar hacia abajo"*. Lo anterior, opresión, empujar hacia abajo, es justamente lo que sintetiza el estado de sufrimiento que padece el deprimido: una opresión que lo hunde.

Ejemplo de caso

Julián es un joven de 22 años. Durante mucho tiempo su vida familiar fue estable y transcurrió con relativa normalidad hasta que su padre murió trágicamente en un accidente de tránsito. Posterior al evento, Julián dice que no siente deseos de vivir, pues para él la vida ahora no tiene sentido.

Su red de apoyo (familia y amigos) intentan convencerlo de seguir adelante con su vida y estudios, pero todo ha sido infructuoso. El joven está cada vez más triste con el pasar de los días; desde la muerte del padre dejó de ir a la universidad y pasa la mayor parte del tiempo en cama sin deseos de levantarse o generar actos mínimos como cepillarse los dientes.

Literalmente nada produce interés en él, descuidó su apariencia física y toda funcionalidad, tanto que su madre está altamente preocupada, ya que, a la condición mencionada, se agregó que Julián no habla ni expresa interés alguno como solía hacerlo antes, prefiere estar encerrado en su cuarto, *"alejado del mundo"* tal como él mismo lo manifiesta.

Julián ha expresado que no tiene deseos de nada, y que la vida ya no es importante para él. Aceptó ir al psicólogo, pero con la advertencia de que para él no tiene ningún sentido contarle sus problemas a un extraño.

Este caso es una muestra de lo que es un posible cuadro de depresión. Desde la clínica se mencionan diferentes estados en la depresión, desde un episodio grave, un episodio moderado, un trastorno depresivo o hasta uno de los anteriores acompañado de otros diagnósticos referentes a la salud mental.

Posiblemente, el lector haya sido diagnosticado o enmarcado en uno de esos estados o quizás en otro, pero, así como el caso de Julián, puedo asegurarle que cada situación es diferente, y en esa diferenciación es donde se pueden encontrar alternativas para emprender un camino que permita salir de esa melancolía que amenaza no solo con quedarse, sino con dañar y arruinar la existencia.

"¿Será que padezco de depresión?", es una pregunta recurrente con la que me encuentro tanto en la sala de hospitalización como en la consulta externa. Personalmente, no me gusta encasillar esta enfermedad en simples síntomas, como si se tratara de una especie de *check list* que arroja un resultado final, pero soy consciente de que hay indicadores que permiten evidenciar la presencia de un cuadro pre-depresivo, o más aún, una depresión en curso.

En coherencia con la afirmación anterior, referencio algunos síntomas con los que esta enfermedad suele acompañarse:

- Tristeza profunda
- Deseos incontenibles de llorar - llanto frecuente
- Pesimismo - desesperanza
- Aislamiento
- Desánimo generalizado
- Angustia - desespero
- Deseos de morir
- Ideas de autocastigo y culpa
- Cansancio físico - fatiga
- Trastorno del sueño y del apetito
- Dificultad para concentrarse

- Pérdida de la capacidad para obtener placer
- Falta de preocupación por el bienestar personal (aseo, apariencia).

Explicar en profundidad lo que es la depresión tomaría textos enteros, sin embargo, he mencionado de forma resumida y muy sencilla lo que es esa prisión de la que muchos intentan salir.

En este libro usted encontrará que le abro espacio a un aspecto que varios de mis colegas no aceptan o simplemente fustigan, me refiero a la fe. No es un secreto que la depresión tiene entramados extraños y difíciles, y que está desesperanzando a miles, por eso, a lo largo de mi profesión y vocación pastoral, he tratado de poner a disposición del enfermo todos los recursos que le puedan ser de utilidad en su tratamiento.

Si nos damos a la tarea de observar la depresión desde diferentes ópticas, ¿por qué no darle paso también a la fe?, ¿por qué no explorar esos escenarios espirituales que pueden desangustiar y apaciguar un poco los síntomas que atormentan? Posiblemente, quien esté leyendo este libro no sea creyente en la fe y mucho menos religioso, aun así le invito a pensar en las distintas variantes y herramientas que son útiles para salir de esa prisión llamada depresión.

En mi caso, sabiendo de los laberintos que esta enfermedad presenta, estoy seguro de que Dios puede intervenir en la vida de cualquier persona y generar esperanza en medio de la desesperanza. Con total confianza y un sorbo de alegría, me atrevo a decir que: ¡La depresión sí tiene salida!

¿Qué no es la depresión?

Considero importante aclarar qué no es depresión. Algunas personas (a veces a la ligera) confunden tristeza, ansiedad o un cuadro de angustia con depresión. Existen algunos síntomas, emociones o comportamientos que, aunque pueden afectar nuestro comportamiento, no necesariamente certifican que estamos presentando un cuadro o episodio depresivo.

Expresiones como "tengo la depre", "estoy deprimido", "me agarró ayer una depresión, pero ya estoy bien", son frases que suelen escucharse casi a diario en la cotidianidad. Seguramente en muchos de los casos no hay tal depresión, solo un sentimiento que ha hecho menguar toda esa carga libidinal y entonces le ha llevado a pensar que está deprimido.

No podemos olvidar que somos seres emocionales y emotivos, por ende, la expresión y gestión de emociones estará presente en los diferentes escenarios de la vida. Le mostraré a continuación algunas expresiones que pueden ser catalogadas como depresión y que en realidad no lo son.

La tristeza. Podemos estar tristes sin estar deprimidos. Lastimosamente en un mundo frenético como en el que vivimos, parece que se nos quiere bloquear el derecho a estar tristes. Sí, usted ha leído bien, tenemos derecho a estar tristes, de hecho, la tristeza es una emoción que enmarca una especie de higiene emocional, que puede ayudarnos a asimilar una pérdida o duelo.

El problema es que a veces se trata la tristeza con ligereza y hasta con un deseo inmediatista de detenerla o eliminarla, y se crean unas represiones que traerán un estado complejo al individuo. Ahora, cuando esa tristeza es constante y profunda, y se comienza a convertir en una especie de robo o alteración al sentido de la vida y goce, entonces debemos evaluar ese estado de una manera diferente (el tiempo que dura dicha tristeza es un elemento importante en esta evaluación).

El dolor emocional. En una ocasión, mientras hacía una ronda de rutina en el hospital psiquiátrico, una paciente con lágrimas y desesperación me dijo: *"Doctor, me duele el alma"*. Ese dolor que no solo es intenso, sino que se siente tan adentro y es inexplicable, es un dolor emocional y puede llegar a ser más complejo que el dolor físico.

> **Es a través del dolor que se gestionan los momentos difíciles y las emociones que nos trastornan la vida.**

Entonces, entendamos por dolor emocional esa afectación que trasciende al alma y toca internamente. Puede aparecer como producto de una ruptura amorosa, pérdida de empleo, mala calificación laboral o académica, entre otros; aunque valga decir que no necesariamente es, o desencadenará una depresión, pero sí es importante seguirlo de cerca y tener un acompañamiento constante.

Quiero decirle a quien esté pasando por un dolor con estas características, que es a través del dolor que se gestionan los momentos difíciles y las emociones que nos trastornan la vida; de lo contrario, todo ese terremoto interno se quedaría reprimido. Por eso en el dolor lloramos (salen lágrimas: sale dolor), nos aislamos (para encontrarnos con nosotros mismos), buscamos apoyo de otros (nos damos cuenta de que no estamos solos). El peligro y las alarmas están en que ese dolor sea recurrente y prolongado, ahí la intervención o consulta es muy oportuna.

Para cerrar este punto, permítame desde mi fe mencionar aquel episodio en el que la Biblia nos deja ver que hasta el mismísimo Señor Jesús pasó por instantes de dolor que desencadenaron un estado de angustia que se evidenció en su propio cuerpo (sus vasos capilares se rompieron debido a la angustia desmedida, Lucas 22:44).

La ansiedad. Se puede tener ansiedad y depresión al mismo tiempo, lo cual hace que el cuadro sea más complejo y los síntomas más agudos, pero hay una gran diferencia entre ansiedad y depresión.

La ansiedad es una reacción con síntomas diversos que se da en episodios, sobre todo en lugares o situaciones que figuran amenaza. Puede desencadenar un efecto paralizante en el individuo debido a un temor intenso que gobierna y controla su mente y hasta su cuerpo. Sin embargo, a través del cambio de ambiente, la eliminación del evento estresor y hasta ejercicios de respiración, entre otros, los síntomas podrían desaparecer.

La depresión, por su parte, abarca un abanico de síntomas que superan ese estado de afectación temporal que conlleva la angustia. Así que mientras la ansiedad suele ser temporal, la depresión es constante.

La frustración. Es la respuesta emocional que se produce ante la insatisfacción de un deseo. Se da en cada etapa de la vida, desde la infancia (donde se hace altamente evidente) hasta la misma edad adulta. Suele ir acompañada de tristeza o rabia, por lo que tiende a confundirse con depresión, cuando en realidad es un estado emocional momentáneo que no trasciende a lo depresivo y que hace parte de nuestro proceso de madurez en los distintos ciclos de la vida.

La preocupación. Es un estado emocional de inquietud en el que el individuo siente dudas, especialmente por eventos futuros. La preocupación podría ser la cuota inicial de la depresión, puesto que quien la padece tiende a generar desespero y malestar por situaciones que casi siempre están fuera de su alcance, y comienza a rumiar pensamientos que terminan afectando funciones vitales como el sueño o la alimentación. Sin embargo, debo aclarar que no toda preocupación conlleva estar o caer en un estado depresivo.

Comprendiendo lo anterior, espero que podamos tener una imagen más clara de lo que no es la depresión. Quizás algunas personas creen que están pasando un cuadro depresivo cuando lo que realmente experimentan es una reacción normal de sus emociones.

No significa que un cuadro emocional no se deba abordar, lo que estoy diciendo es que no se debe confundir la depresión con una emoción momentánea, pasajera o natural. Somos emocionales y así mismo enfrentaremos cada instante de la vida, desde una reactividad manifiesta, hasta un silencio perturbador; eso es justamente lo que nos hace observar y ser conscientes de nuestra humanidad.

Personajes bíblicos y la depresión

Sabiendo que un gran público al que tengo acceso son personas de fe, me permito hacer referencia a casos y personajes que la Biblia muestra, y que evidencian el manejo de cuadros depresivos. Es más, en algunos de ellos podemos ver la forma en que se abordaron y también los que desencadenaron manifestaciones graves en la conducta o salud emocional de sus protagonistas.

Son historias que vale la pena revisar, puesto que revelan un inquietante detalle: **sin importar quiénes somos, indistintamente de ello, podemos enfrentar esos estados de afectación emocional o hasta de tinte depresivo** de los que nadie está exento.

Debo confesar que quizás el entorno donde mayor resistencia hay para abordar el tema de la depresión como enfermedad es el campo de la fe. Como lo mencioné al principio del libro, en ocasiones se espiritualizan aspectos que demandan un abordaje desde lo almático y emocional; claro está, dejándole siempre espacio a la intervención sobrenatural en la que Dios puede obrar.

ELÍAS

Empecemos con uno de los más resonantes personajes del Antiguo Testamento en la Biblia, nada más y nada menos que el profeta Elías. Encontramos un versículo muy inquietante al respecto:

 *"Y anduvo por un día en el desierto. Después se sentó debajo de un arbusto, y <u>estaba tan triste</u> que <u>se quería morir</u>. Le decía a Dios: «¡Dios, ya no aguanto más! <u>Quítame la vida,</u> pues no soy mejor que mis antepasados»".*
1 Reyes 19:4 (TLA).

He subrayado frases del texto que parecen evidenciar síntomas de un cuadro depresivo en su fase inicial. En términos más técnicos, podríamos decir que podría ser un episodio depresivo menor. Es importante comprender que, para diagnosticar un cuadro depresivo, según los manuales de psiquiatría, se deben presentar al menos cinco síntomas de los mencionados previamente, y que estos permanezcan por espacio de al menos dos semanas (National Institute of Mental Health -NIMH).

Volviendo al caso de Elías, se puede ver claramente una situación desesperanzadora; sus palabras evocaban profunda tristeza y su estado revelaba un riesgo para su misma existencia. El deseo de morir embargó su alma. En distintas exposiciones sobre la depresión he dicho: "no es solo lo que te pasa, sino lo que haces con eso que te pasa". Podemos ver como Elías corrió a Dios y dejó en Él su angustia; angustia que evidenció melancolía (termino freudiano para la depresión) que el mismo texto bíblico evidencia.

¿Qué hacer frente a un episodio de depresión, sea menor o mayor, grave o recurrente? Si queremos apegarnos estrictamente a este caso y al desarrollo que allí se observa, debemos detallar que el profeta y gran hombre de Dios tuvo atención y asistencia inmediata. Dios no se toma a la ligera nuestras miserias humanas, para Él son muy serias; no solo lo apreciamos en el caso de Elías, sino en la relevancia que Él le dio a otros sucesos relativos a la salud mental que se presentan en el relato bíblico.

Elías estaba en una condición en la que su capacidad operativa y funcional estaban afectadas, fue entonces cuando Dios intervino, ¡Y de qué manera! Debo confesar que soy un amante de la oración, me encanta disfrutar

« **Un problema que enfrentan algunos que padecen de depresión, es el afán y la celeridad con la que son tratados.** »

de cada relato bíblico y considero como Palabra de Dios cada versículo de este libro sagrado; sin embargo, no desconozco la necesidad de asistencia que se requiere en casos como este, es más, el mismo Dios hizo un abordaje no solo inmediato sino recurrente en la vida de Elías.

Hay unas pautas que me emocionan en el manejo de este caso, porque considero que la intervención de Dios fue el tratamiento ideal que el profeta requería para su situación:

1. **Sueño, buen descanso, hidratación, alimentación, tranquilidad**

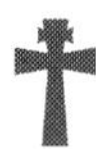 *"Después se acostó debajo del arbusto y se quedó dormido. Al rato un ángel lo tocó y le dijo: «Levántate y come». Elías*

miró y encontró cerca de su cabeza un pan recién horneado, y una jarra de agua. Así que comió, bebió y se acostó de nuevo" 1 Reyes 19:5-6 (TLA).

¿Sabe qué es lo primero que pregunta el psiquiatra a las enfermeras en la revista médica de las mañanas? Cómo durmió el paciente hospitalizado; indaga si su descanso fue reparador, si comió y si tomó sus medicamentos. De hecho, algunos de los primeros medicamentos que se formulan para la depresión grave son para ayudar a dormir. No sé a usted, pero a mí me parece muy bello que Elías tuvo justamente el tratamiento que está en plena concordancia con los manuales actuales de psiquiatría.

2. Tiempo

 *"... Así que comió, bebió y se acostó de nuevo."* 1 Reyes 19:6 (TLA).

Dios no tomó con ligereza el cuadro de afectación que presentaba Elías; podemos observar la paciencia y ternura con la que Él trató al profeta.

Un problema que enfrentan algunos que padecen de depresión e intentan buscar ayuda en un reposo espiritual, es el afán y la celeridad con la que son tratados. He visto casos en los que de manera irresponsable se le dice al afectado: *"bote esa medicina que ya Dios lo sanó"*. Reitero, soy un fiel creyente del obrar de Dios, pero entiendo que la gracia y el poder de Dios tienen formas y tiempos distintos para cada persona.

Déjeme compartirle un caso que recibí en el hospital. Una jovencita ingresó al servicio de urgencias psiquiátricas y fue hospitalizada. Al entrevistarla, su relato fue más o menos el siguiente: *"en la iglesia donde voy me dijeron que ya no tomara el medicamento y yo lo suspendí"*. Cuando le pregunté cómo se había sentido durante los tres meses que siguió el tratamiento de la forma correcta, respondió que bien y que de hecho estaba mejorando, pero que ante la interrupción de la medicina (una semana atrás), su estado mental se complicó, y se volcó peor que antes.

Semanalmente, presencio muchos eventos como este, y con cierta vergüenza tengo que explicarles a mis colegas el porqué de esas irresponsabilidades que se cometen en nombre de la fe. Por favor, dele tiempo a quien padece un episodio de depresión, no espere que de repente todo cambie; en su lugar, celebre cada avance, por mínimo que sea; solo aquel que pasa por depresión sabe el significado de un pequeño cambio en su estado de ánimo.

Sigamos con el caso del gran profeta Elías.

3. Seguimiento, esperanza y realidad

"El ángel de Dios fue por segunda vez, tocó a Elías y le dijo: «Levántate y come, pues el viaje será largo y pesado». Entonces Elías se levantó, comió y bebió. Esa comida le dio fuerzas para viajar durante cuarenta días y cuarenta noches, hasta que llegó al monte Horeb, que es el monte de Dios."
1 Reyes 19:7-8 (TLA).

No sé a usted qué le parece, pero en mi opinión, ese acompañamiento es definitivamente extraordinario.

Observe, más de un mes en cuidado permanente, alejado de toda función ministerial y una caminata rumbo al monte de Dios. Definitivamente, este escenario difiere significativamente del frenesí con el que eventualmente tratamos al depresivo. A menudo queremos ayudar a esa persona sometiéndola a largas y molestas pláticas que, en lugar de serle de provecho, terminan angustiándole más.

Elías tuvo ese seguimiento y acompañamiento crucial para superar las dificultades de la vida, esas de las cuales nadie está exento.

4. Reactivación de funciones

✝ *"Entonces Dios le dijo: -Anda, regresa por el mismo camino hasta el desierto de Damasco. Cuando llegues, nombra a Hazael como rey de Siria."*
1 Reyes 19:15 (TLA).

Qué hermoso ver cómo, después de su proceso, Elías tuvo la fuerza espiritual, mental y emocional para retomar sus funciones.

Querido lector, el mundo no se detiene, es usted quien debe parar. A menudo sugiero a mis pacientes tomar una cita "con ellos mismos" para meditar y descansar un poco y, sin celular en mano, pensar en lo que está pasando en su vida y cómo pueden enfrentarlo. No está mal tomar pausas, no está mal parar y descansar una temporada, de seguro usted se dará cuenta de que es una excelente opción para retomar sus funciones con mayor fuerza posteriormente.

5. Ayuda permanente

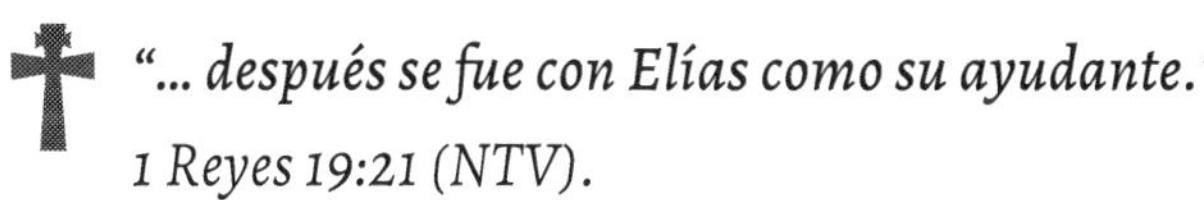 *"... después se fue con Elías como su ayudante."*
1 Reyes 19:21 (NTV).

Amigo, no se ahogue solo en las dificultades y trabajos de la vida; pedir ayuda, estar acompañado de alguien, siempre es una buena opción. Hasta el profeta Elías precisó de ayuda y de un compañero de carrera.

Uno de los errores más comunes de quienes tienen cargos de autoridad o liderazgo es que temen pedir ayuda, porque, según he escuchado: *"con Dios yo puedo"*. En realidad, esta es una frase que promueve el autoengaño y desconoce el regalo que Dios nos ha dado de poder contar con personas que están ahí para darnos la mano. Elías retomó su camino ministerial y funcional con alguien que lo ayudaba y le acompañaba. Si Elías lo hizo, ¿por qué usted no puede hacerlo?

¿Qué desencadenó esa crisis en Elías?, ¿cómo un hombre de Dios sintió tal desesperanza?, ¿dónde quedaron los milagros y el poder que se movían en él? Tales preguntas nos permiten dar una mirada a ese hombre de Dios que, abrumado por una amenaza de muerte, cayó en un estado pre-depresivo, pero que con el tratamiento y actuar correcto, finalmente lo superó.

No fue Elías el único personaje bíblico que experimentó esta situación, veamos otro caso descarnado de dolor. El hombre que menciono a continuación a veces es nublado por su buen actuar y hablar inicial, pero hay situaciones tan complejas que por más fuertes que seamos nos rompen la vida.

Ese hombre es el gran Job, ese ejemplar sufriente que lo perdió todo y que agradeció en la tragedia. No nos quedemos solo con la primera parte de la historia, veamos esa humanidad que en este hombre un día se desbordó.

JOB

"Mejor hubiera nacido muerto. ¡Así nadie me habría abrazado ni me habría amamantado, y ahora estaría descansando en paz!"
Job 3:11-13 (TLA).

El ejemplo de una humanidad que se duele y se rompe está en el capítulo 3 del libro de Job, cuyos versículos son clara muestra de lo que el dolor puede causar en el ser humano. Él perdió a sus hijos, riqueza y hasta su salud, aspectos que lo empujaron a la aflicción y la desesperanza, lo cual quedó plasmado en aquel relato crudo y sincero que nos muestra la Escritura.

Solo basta con leer los versículos 25 y 26 del capítulo en mención para darnos cuenta del estado emocional de este hombre: "ya he perdido la paz, mis peores temores se han hecho realidad". Job tuvo que enfrentar uno de los más grandes dolores que un ser humano puede experimentar: perder a sus hijos.

Por desconocimiento, a veces generamos una negación que al final ahonda más nuestro dolor. Después de una celebración cristiana en la que participé, una mujer se me acercó y me dijo: *"mi hija murió hace ocho años, y he querido pensar que*

Dios no desea mis lágrimas, sino que descanse en Él y en su amor. Me han dicho que lo único que debo hacer es agradecer, pero siento que ya no puedo más".

Me rompió el alma escuchar a esa dama con todo ese dolor contenido y creyendo que por ser una líder reconocida en su comunidad no podía llorar para darle curso al dolor que la muerte de un hijo ocasiona.

> **La depresón no distingue de género, estrato social y mucho menos si se es o no un fiel creyente.**

Como este caso hay muchos en los que se cree que vivir el dolor en silencio y represión es lo mejor. Nada más alejado de la realidad, basta con leer las historias de dolor que registra la Biblia y como Dios permitió que desde el dispositivo de la palabra (a veces en modo "queja" como Job) el ser humano pudiera encontrar un poco de alivio, o como solemos decir: desahogo.

Job es una gran inspiración, pero también un claro ejemplo de lo que el dolor significa. Este hombre tuvo que pasar años de sufrimiento inentendible, y aunque Dios no lo dejó jamás, hubo tiempos de tristeza desmedida y palabras recias que dejaron ver la humanidad que nos acompaña a todos, sin importar quiénes seamos.

NOEMÍ

✝ *"Y ella les dijo: por favor, ya no me digan dulce, llámenme amarga, porque Dios Todopoderoso me ha amargado la vida. Cuando salí de Belén tenía de todo; ahora que regreso, Dios me ha traído con las manos vacías. ¿Por qué me van a llamar dulce, si Dios Todopoderoso está contra mí y me ha hecho sufrir?"*

Rut 1:20-21 (TLA).

Estamos ante una mujer que perdió a su esposo e hijos, además se enfrentaba a una situación que agravaba su posición y a lo mejor agudizaba su aflicción: estaba en un pueblo extranjero. Cuando el dolor se convierte en un estado de desesperanza y depresión, nos lleva a hablar desde esa condición. Basta leer la frase: *"Dios Todopoderoso está contra mí y me ha hecho sufrir"*, para entender que la depresión no distingue de género, estrato social y mucho menos si se es o no un fiel creyente.

¿Qué le diríamos a un creyente que perteneciendo a una comunidad cristiana mencionara esas palabras? Tal vez pocos tendríamos la capacidad de guardar silencio y desde la compasión comprender que el dolor hace ver todo difícil y oscuro. Ya puedo imaginar las voces acusadoras que condenarían: *"No diga eso, está blasfemando y ofendiendo a Dios"*.

Paradójicamente, no fue lo que ocurrió en el caso de Noemí; no encuentro reproche alguno de quienes la escucharon y mucho menos del cielo. Entender al que está en un cuadro depresivo significa guardar silencio ante su dolor, eso puede ayudar mucho más que los discursos animantes o correctivos que intentamos dar.

Noemí y los distintos casos que menciona la Biblia son una clara muestra de que la depresión es una realidad latente que amenaza la vida de cualquier persona en cualquier instante. Veamos ahora el caso de un rey; del hombre que llegó a ser catalogado: *"un hombre conforme al corazón de Dios"*.

DAVID

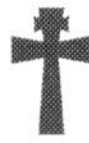 *"Me retuerzo atormentado por el dolor; todo el día estoy lleno de profunda tristeza. Una fiebre galopante me quema por dentro y mi salud está arruinada. Estoy agotado y totalmente destrozado; mis gemidos salen de un corazón angustiado."*
Salmos 38:6-8 (NTV).

La palabra "angustia" registrada en este versículo me hace pensar en lo que el salmista estaba viviendo. Podría parecer extraño y hasta increíble que un hombre como él pudiera estar experimentando esta situación, ¿un rey deprimido? Pero si lo tiene todo. Sin embargo, como ya lo he dicho, la depresión y sus consecuencias no hacen distinción. Sí, el rey estaba pasando por una coyuntura difícil y lo expresó de forma explícita.

En definitiva, nos arropa una fragilidad que se evidencia en los eventos complejos de la vida que pueden llevarnos a la depresión. No se necesita ser rico o pobre, cristiano o ateo, intelectual o analfabeto; la depresión no distingue entre un rey como David o una mujer como Noemí; entre una reconocida celebridad o un desconocido mortal.

David tiene diversos salmos en los que deja ver su humanidad, su ruptura, su pecado y expone su estado real de angustia y desesperanza. De nada sirve escondernos detrás de máscaras que solo profundizan el dolor, es preferible mostrar nuestra fragilidad, aunque esto signifique que nos expongamos a la vergüenza, le aseguro que es mejor eso que seguir sufriendo en secreto.

Tal vez usted no componga un salmo, pero puede escribir una carta o quizás compartir un espacio con una persona de confianza para contarle que está deshecho por dentro. Será un buen paso para que Dios obre en su vida y pueda ver salida de esa cárcel en la que su alma entró y de la que parece imposible escapar.

La Biblia registra muchas más ocasiones en las que cuadros pre-depresivos o depresivos tocaron la vida de hombres y mujeres que, aunque fueron llamados por Dios o escogidos para una tarea, vivieron ese tormento. Las historias de personajes resonantes como Jeremías, Jonás y hasta el mismo Judas -que tuvo un trágico final producto de su remordimiento- muestran lo peligrosa que puede llegar a ser la depresión, sobre todo cuando se trata de forma incorrecta.

Cada episodio en el que se evidencia depresión, es individual; no se puede generalizar ni diagnosticar a la ligera. Aunque los síntomas sean similares a los de otra persona, se deberá abordar desde la individualidad cada caso. Tomar en poco o no dar atención a esos episodios emocionales, aunque sean leves, podría llevar al aumento de la tristeza inicial, que con los días se puede convertir en un sentimiento excesivo que puede terminar devorando el alma.

Cada personaje bíblico que he nombrado es un claro ejemplo de la forma en que llega, se asimila y hasta se podría tratar la depresión o aquel estado emocional que nos amenaza, altera o perturba. Si usted está pasando por un estado de profunda tristeza, desesperanza o depresión, no se culpe, no crea que es la única persona de su familia o entorno que lo está viviendo. Le aseguro, muchos están experimentando episodios o trastornos similares iguales o más graves que el suyo.

La diferencia en cómo pueden terminar estos episodios o estados del alma la hace el abordaje y la atención que le damos a cada caso. Permítame cerrar la mención de casos bíblicos haciendo una sencilla comparación.

Elías tuvo un final muy distinto a Judas; mientras que Elías logró continuar su llamado y asignación, Judas terminó trágicamente: se suicidó. ¿Se da cuenta la diferencia que marca una atención seria y responsable en un caso de depresión? Puede ser la distancia entre la vida y la muerte.

Para quien me está leyendo y precisamente está atravesando un episodio depresivo, me permito decirle: **<u>si se puede salir de esa prisión,</u>** no tema pedir ayuda, no tema intentarlo cada día, no tema pedir a Dios su auxilio, no tema recurrir al psiquiatra o al psicólogo, no tema acompañar su proceso con un poco de medicamento que un profesional de la salud le haya formulado. Todo lo que haga por su salud mental (llorar, hablar, escuchar, meditar, entre otros) vale la pena.

En conclusión, la depresión no puede ser vista ni abordada a la ligera. No es tan imposible de superar como algunos plantean, pero tampoco tan inofensiva como otros la quieren hacer ver.

La depresión es una enfermedad que han padecido desde reyes hasta vasallos, desde profetas hasta traidores, lo cual demuestra que no es un pecado, ni un demonio, mucho menos una marca espiritual; por eso, es una condición de la que es posible salir. Seguramente tomará tiempo, demandará paciencia, requerirá compañía y una red de apoyo fuerte, pero esa prisión puede abrirse para que quien la sufre, vuelva a vivir.

No me canso de mencionar porque lo compruebo cada semana en el hospital psiquiátrico, que todos estamos bajo riesgo de padecer un episodio depresivo, o como mínimo, un tiempo de tristeza, dolor o desesperanza. La diferencia está en qué hacemos, a quién acudimos, y cómo reaccionamos cuando esos episodios aparecen.

Buscar ayuda profesional, así como permitir acompañamiento espiritual, como la oración y distintas herramientas existentes, puede marcar la diferencia entre salir, no solo de los síntomas, sino profundizar en lo que está provocando esa afectación o enfermedad emocional. No olvide que buscar a otros y pedir ayuda siempre será una opción importante para salir de esa prisión llamada depresión.

Ejercicio de fijación

Le invito a repasar lo que he mencionado y apropiarse de una herramienta de fijación de conocimiento y no solo de lectura. Para ello le propongo lo siguiente.

En sus propias palabras, defina qué no es depresión:

____

____

____

____

____

____.

¿Cree que ha padecido o padece un episodio depresivo?, ¿por qué?

____

____

____

____

____.

¿Qué piensa acerca de ir al psicólogo o psiquiatra ante un cuadro de afectación mental o emocional?

____

____

____

____

____.

¿Cómo ayudaría a alguien de su familia o a un allegado que presente síntomas de depresión o un diagnóstico depresivo?

____

____

____

____

____.

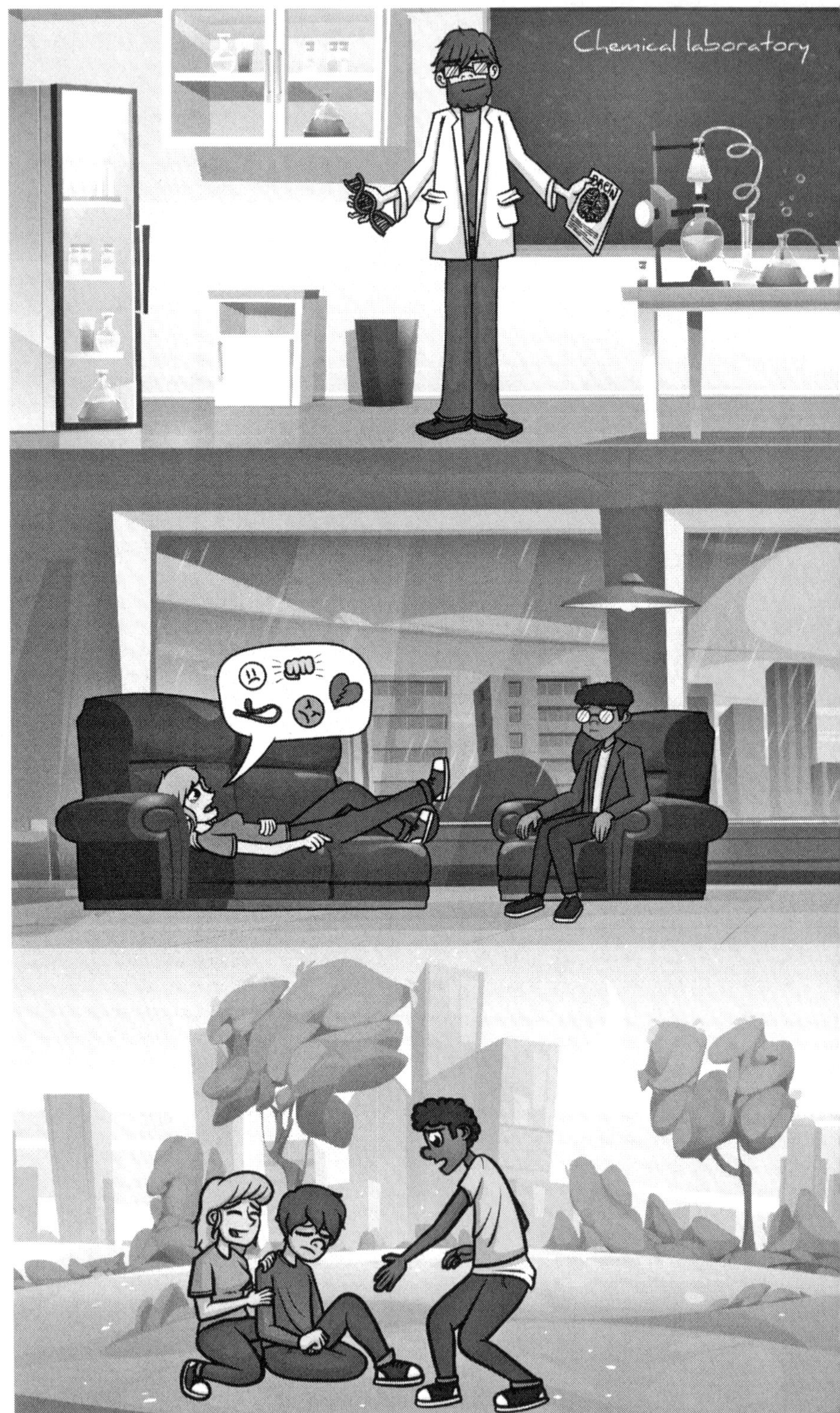
Chemical laboratory

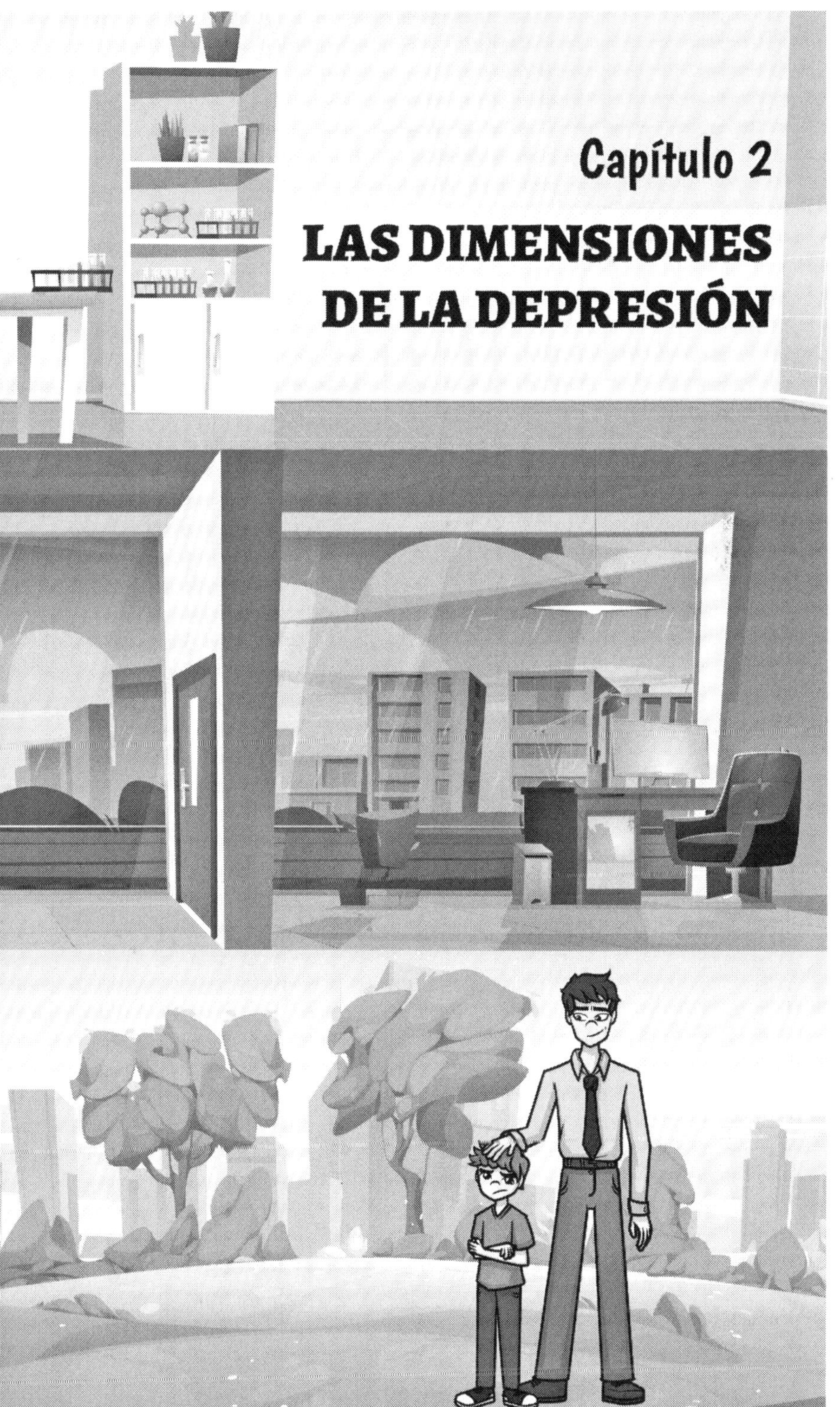

Capítulo 2
LAS DIMENSIONES DE LA DEPRESIÓN

Explicar la depresión es una tarea compleja, mucho más si se padece tal enfermedad. La depresión demanda una mirada a las distintas investigaciones y enfoques que se presentan y que señalan diversos factores biológicos, psicológicos, sociales y socioculturales que pueden influir en sus causas.

El papel que juega cada una de estas dimensiones es clave para entender la forma en que interactúan las distintas variantes que terminan afectando al individuo, y que pueden llevarlo a un estado depresivo del que podría sentir que es difícil o hasta imposible salir.

Sin querer ser molesto ni dogmático, quiero enfocar mis postulados desde una base de fe, claro está, sin desconocer los insumos teóricos que suministran un reforzamiento a ese camino que deseamos recorrer en lo que a la depresión se refiere. Créame, son muchos los casos en los que he visto de primera mano que la fe y la ciencia sí pueden coexistir, de hecho, colegas que se mostraron escépticos y me señalaron de "sugestivo", un día me preguntaron por esa fe que profeso.

Siguiendo entonces en esa línea que menciono, antes de abordar algunas dimensiones de la depresión, quisiera señalar lo que dice la Biblia:

"Ahora, que el Dios de paz los haga santos en todos los aspectos, y que todo <u>su espíritu, alma y cuerpo</u> se mantenga sin culpa hasta que nuestro Señor Jesucristo vuelva."
1 Tesalonicenses 5:23 (NTV).

En este pasaje bíblico claramente se evidencia esa esencia y componentes del ser humano: cuerpo—alma—espíritu, los cuales algunos parecen (en nombre de la fe) querer desconocer. Creo que este es un buen comienzo para quienes luchan con la depresión o ayudan a quienes la padecen; me refiero a la observancia de cada aspecto que compone el ser.

Dicho de otra manera, no todo puede ser alineado a lo físico, tampoco a lo espiritual meramente, igual pasa con lo almático. Cada aspecto debe ser abordado desde la línea del ser que se demanda, eso ayudará a trabajar en forma detallada y efectiva esa alteración que quizás evidencia síntomas meramente en el alma, pero que podría estar relacionado con lo espiritual o lo físico, y así en cada caso.

Una persona puede sufrir una alteración que, aunque siente que su síntoma lo copa todo, claramente se puede individualizar desde un abordaje responsable, lo cual permitirá que algunos aspectos que se reflejan solo en el síntoma, se puedan identificar en la raíz que está produciendo ese malestar y agobio en la vida.

Algunos ven la depresión desde un foco meramente espiritual, otros, solo desde lo corporal, y hay quienes se centran en lo emocional y almático. Quizás esas posturas cerradas son las que no permiten un manejo correcto de la enfermedad, la cual abarca distintas partes del ser, que por ende deben tratarse como tal. Si usted está pasando por un episodio depresivo, o alguien cercano, no dude en generar un abordaje que incluya el acercamiento a los tres factores mencionados.

Veamos entonces algunas de las dimensiones citadas. Ese acercamiento nos permitirá analizar mejor las realidades de la depresión.

Dimensión biológica

Una pregunta que da mucho de qué hablar y tiene distintas respuestas es: ¿existe una predisposición genética para la depresión? *Leonardo y Hen (2006)* argumentan que, en efecto, los componentes genéticos pueden llegar a ser significativos; pero no solo se refieren a lo biológico, hacen también mención de cómo lo ambiental tiene incidencia en el desencadenamiento de un episodio depresivo. En esa misma línea de pensamiento, el Dr. Goldberg, citado por *Sue, David (2010)* dice: *"La depresión tiende a ser cosa de familia y, en general, se encuentra el mismo tipo de trastorno entre los miembros de la misma familia".*

Para responder a la pregunta inicial, podemos mencionar a *Levinson (2006)*, cuando resalta el estudio de la American Psyquiatric Association (APA) en el que se evaluó esa herencia y componente genético, y donde se procedió a comparar un grupo de familias biológicas y adoptivas. Los resultados mostraron una incidencia mayor en las familias biológicas que en las adoptivas, lo cual permite comprender que la genética tiene un peso significativo en el desarrollo de la depresión.

No significa que, si su papá o su mamá padece o padeció de un trastorno depresivo, usted también lo tendrá, pero sí se debe tener en cuenta la posible predisposición genética que, como en cualquier enfermedad, las líneas generacionales suelen tener.

Si lo anterior lo trasladamos al campo espiritual y de fe que en este libro hemos abordado, podríamos dar un vistazo a lo que dice la Biblia respecto a la gran transferencia que existe a nivel generacional; un tema que muchos aceptan y otros rechazan, pero vale la pena contemplarlo, pues es un aspecto que hasta la misma ciencia considera.

Antes de mencionar específicamente lo que la Biblia dice al respecto, permítame dar un ejemplo. Usted va a una consulta médica debido a un dolor en el pecho que alerta de un posible infarto. Cuando el especialista lo ve, de manera obligada hará esta pregunta: *"¿Algún familiar ha sufrido de infarto o problemas cardiacos?"*.

¿Sabe por qué él indaga sobre sus parientes más cercanos? Justamente por esa genética que cargamos, esa transferencia biológica, emocional y espiritual que genera una alta incidencia en cada uno de nosotros, y por lo tanto, no debe descartarse.

> **La familia y la genética tienen un impacto en lo que a un episodio o trastorno depresivo se refiere, no está lejos de una posible realidad.**

Ahora sí, demos un vistazo a lo que la Biblia afirma:

✝ *"Yo derramo amor inagotable a mil generaciones, y perdono la iniquidad, la rebelión y el pecado. Pero no absuelvo al culpable, sino que extiendo los pecados de los padres sobre sus hijos y sus nietos; toda la familia se ve afectada, hasta los hijos de la tercera y cuarta generación"*.
Éxodo 34:7 (NTV).

Para algunos, el versículo bíblico puede parecer injusto, pero hagamos un breve análisis. El texto no señala a los hijos como quienes pagarán por los pecados de otras personas, de hecho, donde se nombra a los padres, lo que realmente se está diciendo es que ellos generan un estilo de vida que los hijos asimilan y adoptan.

No es secreto que en la mayoría de casos los hijos continúan con muchas de las conductas de sus padres, lo cual puede causar que terminen incurriendo en los mismos pecados que un día sus progenitores cometieron, por ende, las mismas consecuencias los alcanzarán.

Decir que la familia y la genética tienen un impacto en lo que a un episodio o trastorno depresivo se refiere, no está lejos de una posible realidad, puesto que esa carga emocional que los padres, el ambiente y las circunstancias generan en nosotros al nacer (primer trauma) son vehículos que llevan nuestra estructura psíquica a un desarrollo cargado de influencia de otros aún desde antes de llegar a este mundo.

Pensemos lo siguiente: no será lo mismo para el bebé que llegó a la vida siendo deseado, planeado y amado, que para aquel que desde su concepción se enfrentó a rechazo, abuso o abandono. Esos aspectos son los que hacen pensar que la depresión en algún padre o familiar cercano puede generar una influencia en la predisposición de cuadros emocionales alterados o de depresión.

Es entonces válido invitar a quien está padeciendo un trastorno depresivo a dar un vistazo a su historial y entorno familiar, así como al modelo de vida y prácticas de sus antepasados; esto podría arrojar luz de posibles causas y raíces que le están provocando malestar. Determinar el grado de posibilidad que la depresión sufrida conecte con lo biológico y hereditario (generacional) puede ser de gran ayuda en su tratamiento y abordaje. ¡No descarte su historial de vida!

Un detalle que considero interesante y quisiera mencionar como soporte teórico es lo mencionado por *Goodwin y Guze (1984)* cuando se refieren a *"la concordancia para los síntomas depresivos"* en los gemelos, la cual es casi del cuarenta por ciento frente a un once por ciento en los que no comparten características biológicas. Lo anterior indica la fortaleza de la interpretación genética mencionada y su relevancia para encontrar una salida de raíz para alguien que sufre de depresión.

Un detalle más clínico que almático, pero no menor, es la forma en que esa dimensión biológica de la depresión no solo abarca lo genético, sino las disfunciones en la neurotransmisión del cerebro, las diferencias en la estructura cerebral y los niveles de cortisona, entre otros. Por eso, dar una mirada completa desde esta dimensión física es clave para el clínico en el abordaje y tratamiento de un episodio o trastorno depresivo.

Dimensión Psicológica

Considero que en este apartado entraremos en un aspecto muy sensible a lo que a tratar la depresión se refiere. Existen muchas teorías psicológicas que buscan explicar cómo algunas experiencias de la vida influyen en esta enfermedad. Es claro que no podremos abordarlas todas en este escrito, pero trataremos de enmarcar algunos aspectos que pueden orientarnos respecto a la dimensión psicológica que opera en la depresión.

Quienes me conocen saben que desde mi orientación psicoanalítica hago un esfuerzo por no chocar con quienes consideran que los postulados del psicoanálisis en nada se conectan con la expresión de fe o "el discurso religioso", como algunos colegas lo señalan; sin embargo, he encontrado una riqueza significativa en lo que uno y otro pueden aportar, es aquí donde menciono al gran Oskar Pfister, entrañable amigo de Freud (padre del psicoanálisis) que siendo pastor luterano, psicólogo y posteriormente psicoanalista, dio aportes excepcionales en cuanto a lo que la psicología y la fe pueden proveer al individuo.

Luego de esa referencia, me permito citar justamente a *Freud (1925-1926)* quien afirmaba: *"las personas deprimidas desarrollan una dependencia en exceso, y pueden percibir cualquier forma de rechazo o reproche como una pérdida"*. Sea que al lector le gusten o no los postulados de Freud, considero que este es un insumo que permite comprender que la pérdida real o simbólica del objeto de placer (cosa, persona, lugar, entre otros) puede ser un detonante psicológico para la aparición de un episodio depresivo.

Es el mismo Freud quien genera un énfasis en las experiencias tempranas de la vida, catalogándolas de *"fundamentales"* en la protección o aparición de la depresión. No es un secreto que estas experiencias se convierten en una especie de cuota inicial de la misma vida, marcando ciertos paradigmas en nosotros que a veces nos acompañan hasta el final.

Cuando entrevisto a alguien que está pasando por un episodio depresivo, le pregunto por su infancia, y encuentro que la mayoría de veces se evidencian situaciones que marcaron la vida de ese individuo para lo que serían esos años posteriores.

Hay un proverbio bíblico que dice:

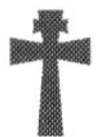 *"Instruye al niño en el camino que debe andar y aun cuando sea viejo, no se apartará de él."*
Proverbios 22:6 (NBLA).

Este hermoso pasaje bíblico muestra la incidencia de una buena formación en la niñez, y como ello va a influir en el correcto desarrollo de la vida; por algo se dice que la salud mental del adulto comienza en la niñez.

Quiero invitarle a hacer una pausa en la lectura y pensar un poco en su niñez; a lo mejor haya sido bella y tranquila, pero para quienes evocan recuerdos dolorosos y hasta perturbadores, permítanme decirles que ese es un buen comienzo para abordar sus problemas, no solo de carácter depresivo sino del orden comportamental.

Lo que pasó en la niñez marcó la vida, y son esas marcas las que debemos llevar a Dios y, por qué no, también a esos escenarios que pueden brindarnos ayuda, me refiero a espacios de tipo familiar, profesional, terapéutico y de apoyo emocional y espiritual.

Pasando de la infancia a lo que es la vida a lo largo de su recorrido, puedo decir que cada experiencia cuenta. En una encuesta realizada a personas entre los 13 y 24 años de edad se les pidió formularse esta pregunta: *"¿Qué nos hace felices?"*. La respuesta más común que hallaron *Noveck y Thompson (2007)* fue: *"pasar tiempo con mi familia"*.

Increíblemente, el alcohol, las drogas o el sexo recurrente no ocuparon los lugares que se esperaban. Además, quienes tenían una firme orientación espiritual o religiosa mostraron mayor felicidad, siendo muy probable que debido a sus creencias se mantenían alejados de estas prácticas que, aunque parecen juveniles o placenteras, terminan afectando considerablemente la vida, la salud y la estabilidad emocional.

> **Una situación que se está evidenciando es la grave afectación que las redes sociales causan sobre muchas personas.**

En la dimensión psicológica, la pérdida y separación de algo o alguien, es decir, la castración (termino psicoanalítico) que se da internamente por sucesos difíciles o inesperados como la muerte de un ser querido, una ruptura amorosa, la pérdida de un empleo o empresa, perder un semestre, y otros eventos estresores, podrían dar un empujón para caer en ese episodio depresivo del que estamos hablando.

Regresando al personaje bíblico Job, observamos que es un claro ejemplo de la magnitud y la tenacidad de un impacto y el nivel de dolor que puede causar. Quizá él pudo sobrellevar las primeras noticias que le traían sus sirvientes sobre pérdidas económicas, no solo repentinas sino catastróficas, y aunque se puede notar cierta resistencia emocional ante la conmoción que estaban generando, cuando le anunciaron la muerte de sus hijos el efecto fue tan devastador para su alma, que él se quebró. Basta leer el texto bíblico para comprobarlo:

✝ *"... de repente, vino un fuerte viento del desierto y derribó la casa. ¡Todos sus hijos murieron aplastados! ¡Sólo yo pude escapar para darle la noticia! En cuanto Job oyó esto, se puso de pie y rompió su ropa en señal de dolor; luego se rasuró la cabeza y se inclinó hasta el suelo para adorar a Dios."*
Job 1:19-20 (TLA).

Igual que existe una tolerancia diferente al dolor físico en cada persona, sucede lo mismo con el dolor del alma. Usted puede ver gente que parece superar algunos impactos dolorosos que la vida les trae, mientras que otros, quedan detenidos y caen en un estado inamovible debido al dolor ocasionado.

Por eso, a quien sufre de depresión no debemos forzarlo a salir de tal o cual forma de estado interno. Será a través de su propia capacidad, y en ese paso a paso que irá ayudando a solventar el dolor que lo agobia y le produce ese malestar, que por momentos parece insostenible.

La exageración o minimización de eventos también puede ser un aspecto psicológico relevante a la hora de evaluar un caso de depresión. Las personas que tienden a dimensionar las circunstancias, dificultades o situaciones como inmanejables, o quienes reducen el valor de los logros o ven los éxitos como nulos, podrían desarrollar una estima tan baja que actúa como detonante de un episodio emocional o depresivo.

No se debe entonces transitar en extremos que reduzcan la vida a un desecho o que presenten como inmanejable ese acontecimiento que permeó la tranquilidad.

Una situación que se está evidenciando es la grave afectación que las redes sociales causan sobre muchas personas. Son varios los casos de jovencitos que llegan a hospitalización, por lo que ese foco validador causó en ellos. Puede parecerle increíble que un like, un seguidor, un suscriptor pueda empujar a un episodio depresivo, pero así es.

Recuerdo una paciente hospitalizada por un episodio depresivo mayor que al indagarle sobre las causas de su crisis me dijo: *"Doctor, usted no sabe lo horrible que es gastar tres horas de la vida haciendo un video, que solo dura entre treinta y cincuenta segundos, y ver que nadie le da like"*. Enseguida comenzó a llorar y a expresar frases como: *"la vida no vale nada"*, *"nadie me ama"*, *"no le importo a nadie"*, ahí intervine para preguntarle: *"¿a nadie?"*. Y fue ese el hilo del que pude halar para abordar el caso y generarle un poco de desangustia a la paciente.

Como ella, hay muchos hoy en día que simbolizan el valor de su vida por algo tan irreal como una red social, algo que sin ser fundamental para vivir se convierte en un soporte del que se sostienen, y cuando se cae, sienten el peso de la vida.

He atendido a grandes *"influenciadores"* de redes sociales y la gran mayoría dicen sentirse vacíos, faltantes, aun con los miles de seguidores y el dinero que por esos medios recaudan. Esta es clara evidencia de que lo que muchos simbolizan como valor, no es sino un depositario de angustia que termina fracturando las emociones y el sentido verdadero de la vida.

Considerando que la gran mayoría de mis lectores son jóvenes, permítanme decirles: si ustedes son de quienes piensan que por tener reconocimiento, fama o dinero serán felices, están equivocados; esas cosas pueden aportar ciertos beneficios, pero la verdadera alegría de la vida no está allí.

Usted no vale por un like o un seguidor, usted vale por la persona que es, por aquello que le hace único. No se reduzca a una simple red social que solo esconde las miserias de cada individuo.

Dimensión social

Al hablar de un componente social debemos referirnos al culpable de muchos problemas emocionales y mentales: "el estrés". Podemos abordar el estrés como una afectación significativa para el individuo en general, pero toma una relevancia mayor cuando se refiere a personas con trastornos o episodios depresivos.

Cuando alguien está sometido a un ambiente de estrés, le será muy difícil avanzar en la cura o control de la enfermedad. He visto como muchas personas logran ser altamente funcionales aún con episodios depresivos graves, pero una de las formas de poder sostener esa funcionalidad es eliminar eventos u objetos estresores que alteran las condiciones internas y externas del sujeto.

En todo el mundo la depresión ha ido tomando mucha fuerza, pero hay países que muestran mayor incidencia de esta enfermedad en sus reportes de salud. Por ejemplo, los países occidentales presentan un mayor índice de trastornos depresivos que en otros lugares. ¿Por qué?

Quizás variantes económicas, sociopolíticas y un sinnúmero de razones más podrían dar luz respecto a cómo ese ambiente social (a veces caldeado y convulsionado, según el gobierno de turno) termina estresando y a su vez empujando al individuo a episodios depresivos, que ante el silencio de la persona pueden desencadenar una afectación mucho más agresiva.

> **"Algunos acuden al silencio o a la soledad creyendo que eso es un duelo."**

Permítame explicarlo así: no es lo mismo una familia que vive en condiciones de seguridad, manutención, educación y bienestar en un país como Finlandia o Noruega, que alguien de nuestros países latinoamericanos que debe enfrentar desde la corrupción de los políticos de turno, hasta las condiciones sociales que no solo afectan la persona sino su entorno familiar, como lo es la educación de los hijos.

Este ejemplo nos lleva a pensar en la individualidad que muchas personas desarrollan casi que para "sobrevivir" en un ambiente social caldeado por la injusticia o la falta de oportunidad. Tal individualidad es abordada por *Seligman (1995)* cuando menciona: *"Cuando el individuo se centra solo en sí mismo, se desarrolla una dificultad para encontrar sentido a su vida y es más propenso a la depresión"*.

La individualidad a la que nos vemos empujados en una sociedad exigente y consumista marca un impacto social que abre paso a afectaciones de la salud mental, entre ellas la depresión, la cual puede observarse en diferentes escenarios. Veamos algunos de ellos:

- **Psicodependencia:** la psicodependencia es una forma de caída de la voluntad. Estar constantemente a merced de los actos de otra persona puede ser algo torturante. Por ejemplo, un celoso que interpreta desde esa dependencia emocional lo que ve y escucha del otro no solo creará un ambiente difícil para él sino para su entorno.

Cuando alguien entra en dependencia emocional, comienza a sentir el desespero de no poder controlar, retener y dominar. Eso le puede generar sentimientos de frustración tan profundos que desarrolla ideas de minusvalía y desesperanza, lo cual es una cuota inicial para la depresión.

- **Problemas interpersonales:** la problemática que se da con el "otro" puede marcar un camino espinoso que no solo nos afecta, sino que termina dañándonos. Constantemente escucho a personas decir: "es que nadie me entiende"; otros un poco más osados manifiestan: "si saben que soy así, para qué me provocan".

Frases como esas muestran la pobre capacidad relacional que la persona ha creado en su línea social, lo cual dará como resultado una serie de problemas, casi siempre constantes, en cada lugar y con la mayoría de gente con las que el individuo acostumbra relacionarse.

- **La muerte del objeto amado:** permítame llamar objeto a lo que desde un enfoque psicoanalítico referencia toda persona, animal, lugar o cosa valiosa para el sujeto. En este caso podríamos mencionar la afectación que puede sufrir una persona a la que la muerte de alguien amado le sorprende.

Cuando digo sorprende me refiero a ese "de repente" que no permitió que la angustia primaria preparase la estructura mental para dicho percance, es allí donde el trauma aparece, ya que al ser ese "atravesamiento del sujeto" en el que no hubo posibilidad de simbolizar el evento, es mucho más complejo a la hora de abordarlo. Distinto a esos escenarios donde la muerte de alguien, o por ejemplo de una mascota, fue acompañada por un tiempo de concientización y pre-duelo.

Cuando una persona enfrenta la perdida (muerte) del objeto amado, queda vulnerable a una cantidad de movimientos internos que podrían desencadenar una caída emocional y finalmente un episodio depresivo. Por eso, siempre que un paciente en estado depresivo consulta, acostumbro a evaluar la forma en que asume la perdida y verificar si hay un duelo que no fue superado de la forma correcta.

Algunos acuden al silencio o a la soledad creyendo que eso es un duelo, pero en realidad están enfrentando solos ese frío del aislamiento que los hunde en la desesperanza. Por eso es tan relevante descubrir cómo pasó el suceso de perdida, la forma en que se abordó y el seguimiento (acompañamiento) que se hizo. La manera como se lleva un duelo puede marcar diferencias en el abordaje de un tratamiento depresivo.

Los escenarios anteriores son conectores que pueden acompañar el desencadenamiento de un episodio y hasta de un trastorno depresivo. Sería interesante que el lector los evalúe uno a uno pensando si alguno de ellos genera un eco en lo que a su estilo de vida se refiere.

Es una realidad que el estrés que genera toda esa dimensión social puede llevar a un episodio depresivo, o quizás a una recaída en quienes ya lo han sufrido. La frustración que producen las metas no alcanzadas, la inseguridad económica o la pérdida de apoyos sociales y relaciones en general, presenta una amenaza latente para que la depresión toque a la puerta, entre y actúe en contra del individuo.

Todos esos aspectos sociales, especialmente el estrés, la economía, la exigencia social, entre otros, son factores a tener en cuenta tanto en la prevención como en el abordaje y tratamiento de la depresión.

Mirando nuevamente lo que la Biblia nos dice, quisiera tomar el pasaje bíblico:

 *"Pongan todas sus preocupaciones y ansiedades en las manos de Dios, porque él cuida de ustedes."*
1 Pedro 5:7 (NTV).

Sé que es un texto bíblico un poco complejo de practicar dada la imposibilidad de algunos para "soltar" lo que les angustia, pero la realidad es que, si no soltamos eso que nos está perjudicando la vida, terminaremos no solo dañados nosotros, sino que afectaremos a quienes están cerca.

El texto es una bella invitación a descansar de toda esa ansiedad que la vida y el entorno generan. Créame, son muchos los colegas que, sin ser cristianos o creyentes en una expresión de fe determinada, me han dicho: *"Andrés, ora por mí, por-*

que no puedo más". En lugar de juzgarlos o señalarlos por su pasada incredulidad, yo sonrío y los animo a reposar en Dios, que es quien da el verdadero descanso.

En este punto quiero hablarle a quien ve la fe como algo efímero y sugestivo: Amigo, ¿por qué no lo intenta? Quizás ha luchado con un cuadro de ansiedad o un estado depresivo que con nada ni nadie ha podido superar. Dar apertura a un poco de espiritualidad en la que se atreva a descansar en Dios, podría ayudarle.

A lo mejor no esté usted de acuerdo con lo que acaba de leer, pero en caso de que quiera intentarlo, permítame invitarle a hacer una oración entregando ese tormento a Dios:

Jesús, tú me conoces, y sabes lo que siento. Por favor, ayúdame en estos momentos tan difíciles. Entiendo que solo no puedo, y confieso que la vida me abruma, pero acabo de leer que en ti puedo depositar mis ansiedades y preocupaciones. Por eso te suplico tu auxilio ahora, cuando desde mi soledad siento que no puedo. Dame tu esperanza y ayúdame a levantarme con tu amor y tu gracia. Amén.

A Dios le importa lo que le está pasando a usted, quizás a otras personas podría parecer no importarles, pero aprender a descansar en el amor de Jesús y su gracia, le aseguro que será de gran ayuda.

Finalmente, esta dimensión social de la que he hablado al abordar su incidencia en la salud mental, debe ser fortalecida permanentemente a través de los llamados "recursos sociales" y "red de apoyo", es decir, amigos, familiares y en general un ambiente que genere apoyo y fortaleza emocional.

Luego de observar las dimensiones biológica, psicológica y social de la depresión, espero haber aportado a una visión holística de esta enfermedad para poder abordarla integralmente y así demostrar que es una condición que se puede superar si se cuenta con los elementos adecuados para hacerlo.

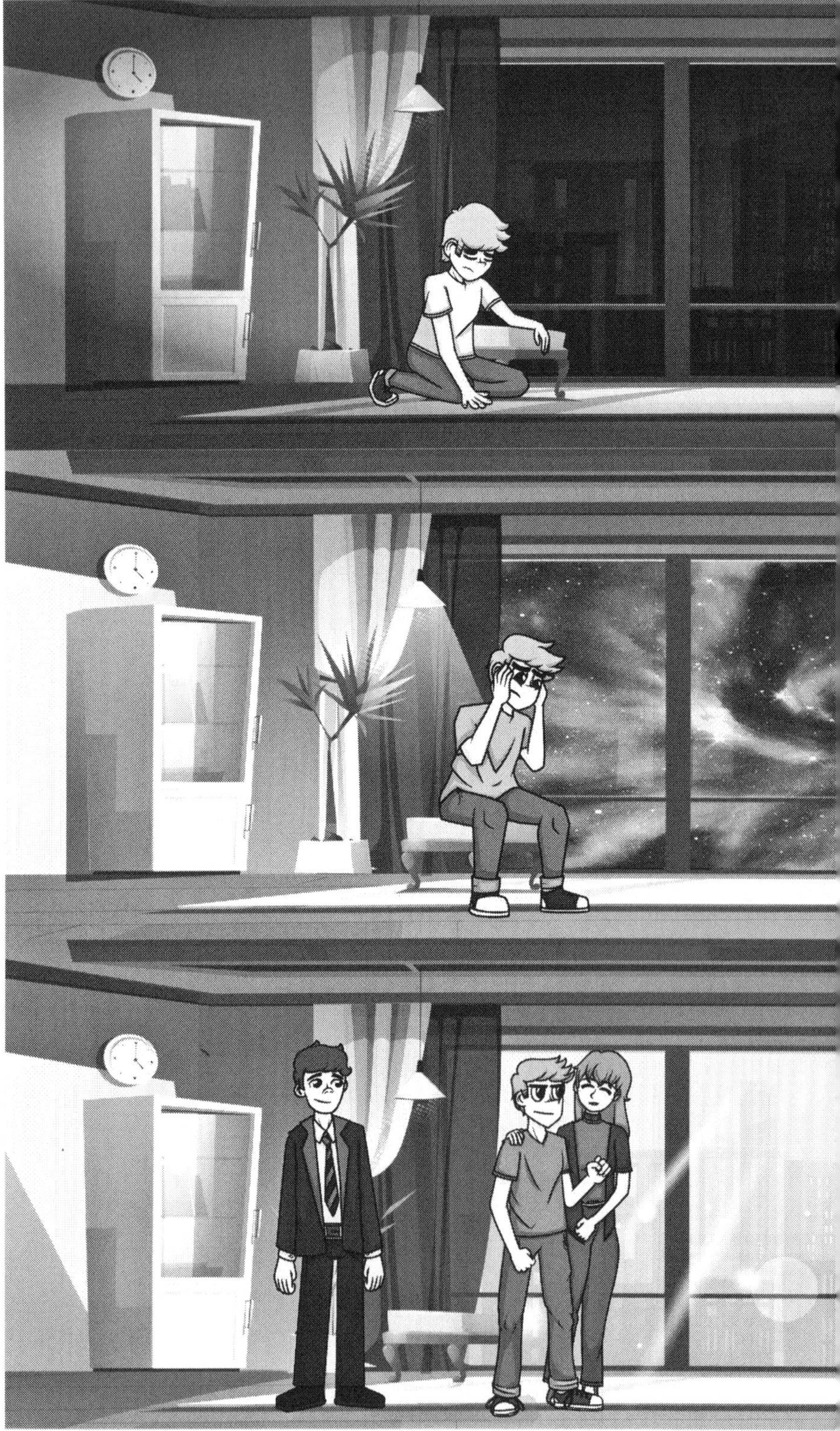

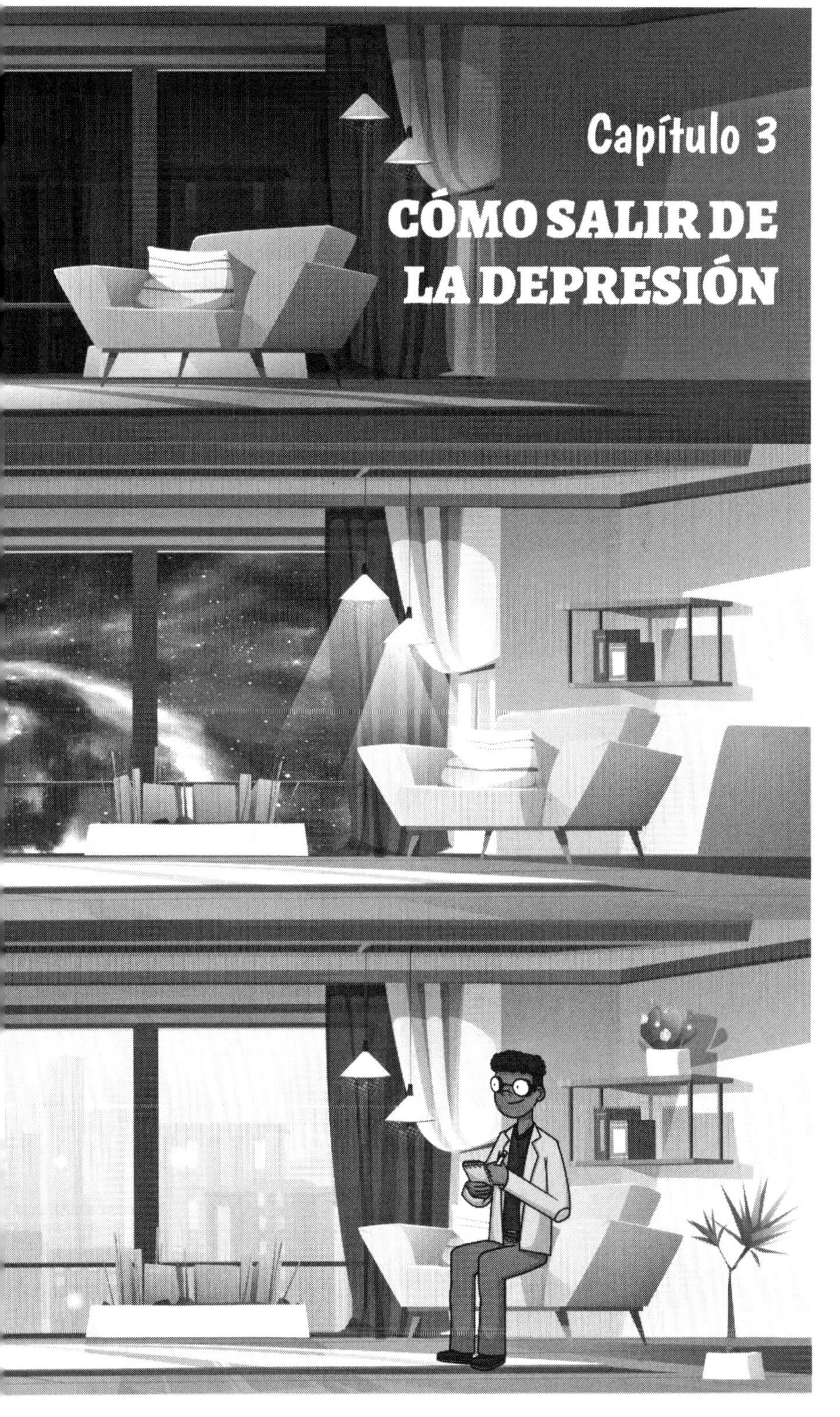
Capítulo 3
CÓMO SALIR DE
LA DEPRESIÓN

La mayoría de personas quizás tomaron este libro en sus manos buscando respuesta a preguntas que con ansias desean responder. Sea usted alguien que está pasando por un cuadro depresivo, un familiar o alguien cercano, seguramente se pregunta: ¿qué hacer?, ¿cómo salir de la depresión?, ¿cómo ayudar al depresivo?, ¿hay cura o solución para este tormento?

Sin querer dar una respuesta categórica e inamovible a esos interrogantes, puedo decir que hay variantes que ubicarán cada caso desde la individualidad más que desde la generalidad. En otras palabras, la depresión puede tener tiempos y caminos distintos en cada persona.

Desde mi experiencia profesional como psicólogo clínico y en mi orientación psicoanalítica, me atrevo a afirmar que cada caso de depresión es diferente. De hecho, mencionamos algunas de las dimensiones, variantes y escenarios en el capítulo anterior.

La depresión va más allá de una afectación emocional, es más rumiante que un pensamiento o intención fugaz; la depresión es en realidad una enfermedad que lentamente va apagando el alma.

Siguiendo en línea con las preguntas que mencioné al inicio, puedo decir que la depresión es una enfermedad marcada por múltiples factores, por lo tanto, demanda un abordaje diferencial para ver al individuo como una persona en su conjunto, y no solamente como un caso más. Ese puede ser el error más marcado al que se enfrentan los pacientes: ser vistos como una estadística, tratados como un número y abordados desde un manual (DSM 5).

¿Qué hacer entonces? No pretendo dar una fórmula mágica para abordar o curar la depresión, sin embargo, creo que se pueden usar herramientas que ayudan a atenuar, controlar y finalmente superar la enfermedad. Eso sí, debo advertir que es un proceso un poco largo, donde la paciencia juega un papel significativo; un proceso en el que se tendrán días muy buenos y otros grises, pero en el que cada avance cuenta.

Veamos algunos pasos que ayudarán en un abordaje de un episodio de depresión:

Aceptación del Problema

En una de sus conferencias, el historiador y pastor Félix Ortiz dijo: *"la realidad debería ser nuestro mejor amigo"*. Se refería a esa realidad a la que a veces le tenemos tanto miedo, esa que por momentos tratamos (en nombre de la fe o la negación) de ocultar. Saber que no estoy bien y que necesito ayuda es un buen primer paso para hacer frente a esa prisión que poco a poco penetra en quien la padece, y que mientras más se niega, más profundo llega.

Es justamente con esa frase que comenzaré este apartado referente a la aceptación de la depresión como enfermedad. He visto tantas personas negar, ocultar y hasta avergonzarse debido a un episodio pre-depresivo o depresivo que, a decir verdad, me genera una profunda compasión.

En mi función pastoral, hablo con amigos que son pastores o renombrados ministros de grandísimas iglesias y he logrado que encuentren en mi consulta un espacio para llorar y desahogarse sin ser juzgados.

Uno de ellos me dijo un día: *"Andrés, por fin puedo decir todo lo que siento por dentro sin que me acusen de pecador, confieso que por un momento pensé que iba a explotar"*. Imagínese la angustia de ese hombre que no podía hablar libremente de lo que siente, pero que sí tiene que enfrentarse a los problemas de cientos de personas de su comunidad religiosa.

Una de las primeras recomendaciones que hago a quien es diagnosticado con un episodio o trastorno depresivo es no dar paso a la culpa, especialmente a quienes desde la fe perciben la depresión como un pecado o un demonio. Debo afirmar categóricamente: la depresión no es ni un pecado ni un demonio, es un padecimiento que hace parte de nuestro estado de humanidad, y a través de la realidad se puede ver, tratar y curar.

No se imaginan a cuántos he ayudado combinando mi profesión con mi vocación (psicólogo–pastor), pero también cuánta ignorancia escucho permanentemente cuando algunas personas tratan de ocultar sus miserias desde discursos descalificativos a la ayuda profesional.

No tema darse un baño de realidad que incluya un poco de psicoterapia y hasta algo de medicamento, se dará cuenta de que su vida toma un rumbo distinto; un rumbo de bienestar y cura.

Aceptar que se sufre de alguna otra enfermedad casi nunca es causa de angustia o vergüenza, pero tristemente con la depresión o cualquier otra afectación mental o emocional es diferente; una muestra es el intento de muchos al ocultar su cita con el psicólogo o el psiquiatra. Escuchar una persona decir que necesita agua para tomarse un medicamento para su presión arterial es muy natural, pero qué escandaloso es para algunos que un amigo necesite tomar su medicina psiquiátrica.

Esa actitud es la que termina por angustiar más al depresivo, que no solo tiene que luchar con su enfermedad interna, sino que debe ocultarla exteriormente. Si usted está pasando por un episodio de depresión no tiene por qué angustiarse ante

> **Somos expertos en espiritualizar todo y terminamos llevando a los demás a transitar en puntos ciegos.**

el abordaje que deba hacerle con ayuda profesional, al contrario, permítame felicitarlo por querer buscar ayuda, aceptar que hay una afectación por la que está pasando, y arriesgarse a ir paso a paso saliendo de esta prisión.

En mi profesión he visto a muchos salir de esta tortura de la que escribo, personas que llegaron desesperados diciéndome que se querían morir, que ya no encontraban esperanza; sin embargo, hoy, después de muchos esfuerzos y un proceso serio y responsable, los veo disfrutar de una vida tranquila, con luchas y batallas como todos, pero remando cada día por ser su mejor versión.

Es muy fácil para amigos y familia entender que alguien tenga cualquier otra enfermedad, pero decir que se sufre de depresión, ansiedad u otra afectación de tipo mental puede ser perturbador o desesperante. Solo por dar un ejemplo mencionemos la enfermedad conocida como dengue; al recibir el diagnóstico todos se solidarizan, apoyan y acompañan al enfermo para que lo supere y vuelva a su vida normal.

¿Cuáles son los síntomas de ese terrible dengue? Entre otros pueden ser: dolor en el cuerpo, desaliento, no querer levantarse, inapetencia, alteración del sueño. Ahora, pensemos que alguien presenta esos mismos síntomas, pero no hay un diagnóstico de dengue u otra enfermedad física. ¿Cómo cree que reaccionarían familiares y amigos?

Quizás lo primero que podrían decirle al afectado es: *"levántate, perezoso"* y no comprenderían (o no querrían comprender) que el sufrimiento causado por la depresión no es solo de carácter externo, sino interno; tanto que el individuo siente que no depende de él.

Reflexionado es ese ejemplo, podemos afirmar que la aceptación de esta enfermedad no solo es compleja para quien la padece, también para los que son cercanos a él. Allí es donde se puede abrir paso a la negación y ella hará su trabajo; trabajo que casi siempre será devastador, tanto que provoca que el depresivo empeore.

Recuerdo una paciente a la cual llamaré "la doctora". Ella era una mujer que desde su profesión como médica tenía una carga laboral demasiado pesada y sumado a eso empezó un proceso de divorcio. Todo eso la llevó al hospital con deseos de acabar con su vida.

Cuando tuve la oportunidad de entrevistarla me dijo: *"Doctor, la vida ya no tiene sentido, lo perdí todo"*. Ante esa frase le pregunté: *"¿lo perdió, lo está perdiendo, o podría perderlo?"*. Aún recuerdo la cara de esta mujer que al instante me respondió: *"Es cierto, no he perdido nada aún"*.

De ahí en adelante estuvo en tratamiento por algunas semanas, la atendimos con psicoterapia, tomó unos medicamentos que le prescribió psiquiatría y regresó a su casa y a su consultorio, donde enfrentó sus problemas de manera distinta. A veces solo basta con ir al lugar correcto, ser escuchados y ayudados. No olvide, TODOS NECESITAMOS AYUDA, NADIE PUEDE SOLO.

Ayuda Espiritual

Para hablar de la ayuda espiritual, quisiera empezar mencionando que desde el campo espiritual a veces nos volvemos especialistas en negar la realidad, como lo señalamos en el tópico anterior. Somos expertos en espiritualizar todo y terminamos llevando a los demás a transitar en puntos ciegos que no permiten un abordaje correcto de la enfermedad.

Reflexionemos en este pasaje bíblico:

"Cantar canciones alegres a quien tiene afligido el corazón es como robarle el abrigo en pleno frío o echarle vinagre en una herida."
Proverbios 25:20 (NBV).

Sí, yo sé que deseamos animar al que está con el espíritu afectado, pero es que la depresión no es un asunto de ánimo, es algo profundo que necesita ser abordado de una manera cuidadosa y responsable, aún desde lo espiritual.

Lo expreso porque muchas personas creen que en nombre de la fe pueden hacer lo que se les venga a la cabeza; permítame decirle que no es así. Hay versículos bíblicos, oraciones intensas y prácticas que deben manejarse con cuidado en un estado de depresión.

Seguramente muchos no estarán de acuerdo con lo anterior y hasta dirán: *"como no voy a poder recitar la Biblia en toda su extensión a un depresivo"*. Piense qué pasaría por la mente de alguien que está contemplando hacerse daño y usted le dice que el apóstol Pablo dijo: *"para mí el vivir es Cristo y..."*. Este versículo es ampliamente conocido por las personas que practicamos la fe y la vida cristiana, ellos sabrán entender perfectamente a qué me refiero y la totalidad del verso.

Desde una perspectiva de fe, la ayuda espiritual es la primera opción a la que acudimos a través de la comunidad cristiana o religiosa a la que pertenecemos. ¿De qué se trata esa ayuda? Se basa en el acompañamiento que por parte de un líder, pastor o mentor se da en ese proceso de abordar, acompañar y hasta superar una tristeza o episodio de angustia o depresión.

En la ayuda espiritual se acude a una serie de prácticas que ayudarán al sujeto a caminar por una senda que llamaría de "desangustia" y tener así un poco de claridad frente a su malestar. Entre las más conocidas están: la oración, la lectura de la Biblia, la meditación en lecturas específicas de fe, entre otras.

Desde la fe se acude a la intervención Divina, esperando que desde la participación del Espíritu Santo llegue paz y tranquilidad a quien padece el sufrimiento. Lo anterior se convierte en un soporte y herramienta para que la persona pueda enfrentar la enfermedad o la etapa en la que está.

A partir de esa expresión de fe cristiana (la cual profeso), la ayuda espiritual es vista como un componente primario. Desde allí se comienzan a buscar herramientas que ayuden en el malestar del afectado. Luego de esa evaluación, ojalá por una persona con el debido conocimiento en acompañamiento y consejería, se podrá identificar qué pasa y por qué pasa la situación que aflige a la persona.

> **Muchos le piden al enfermo "poner voluntad", olvidando o desconociendo que la depresión no es un asunto de voluntad o deseo.**

A manera de recomendación en este punto de la ayuda espiritual, acostumbro a sugerir que no sean descartadas en ningún caso las herramientas profesionales, las cuales podrán entrar a respaldar en el abordaje del enfermo.

Acompañar al enfermo desde lo espiritual, especialmente a quien sufre un episodio depresivo, es una forma de brindar aliento y fortaleza al alma. Mencionando lo que el evangelio de Marcos presenta y anudados a la fe, es aliciente leer:

 *"¿Que si puedo? — dijo Jesús –. Cualquier cosa es posible si crees."*
Marcos 9:23 (NBV).

No puedo dejar de pensar al leer este pasaje bíblico que "¡todo es posible!", y en un acto osado diría: eso incluye curar la depresión.

Otro texto bíblico que me infunde mucha esperanza es:

 *"Es pues la fe la certeza de lo que se espera, la convicción de lo que no se ve."*
Hebreos 11:1 (RV60).

Ya en páginas anteriores mencioné cómo la fe hace parte de la vida, de la ciencia misma, de la academia, pero hay cosas que solo desde la fe tienen entrada en nuestra mente, y con el tiempo se vuelve más y más comprobable, y hasta tangible. Sin embargo, su principio se apertura en nosotros desde la fe.

Definitivamente, se necesita cuidado a la hora de ayudar a alguien que está pasando por un cuadro depresivo, ya que en lugar de invitarlo a negar u ocultar su situación (muy común en los escenarios religiosos) es pertinente animarle a transitar por las líneas que puedan permitirle abordar y superar su enfermedad.

Muchos le piden al enfermo "poner voluntad", olvidando o desconociendo que la depresión no es un asunto de voluntad o deseo, sino un estado que afecta la vida y trastorna la realidad.

La aceptación del padecimiento hará que se generen espacios adecuados con las personas correctas a la hora de enfrentar los inicios, efectos y variantes de la depresión en su etapa temprana o avanzada. Nadie es culpable por estar deprimido; mucho menos deberíamos ufanarnos de ser inmunes a padecerla.

No entiendo cuando en representación de la fe o usando el nombre de Dios, algunos se atreven a sumarle a la angustia de quien sufre depresión, un sentimiento de culpa al decirle que un "hijo de Dios" no puede estar deprimido.

Amigo, si usted está cruzando por el valle de la depresión, permítame decirle que usted no es culpable, por eso, Dios no lo castigará ni se molestará por lo que hoy le aqueja; al contrario, Él siempre está presto a ayudarnos, acompañarnos y entendernos cuando la miseria interna se hace evidente en nosotros. No olvide a Elías, de quien hablé al inicio del libro.

Stamateas (2012) menciona algo interesante: *"Recordemos que la vida está compuesta en un diez por ciento de lo que nos sucede, de lo inevitable, pero el otro noventa por ciento dependerá de cómo lo afrontemos, lo cual nos da un sentido de protagonismo".*

Quizás desde niños nos enseñaron a aceptar un sinnúmero de cosas (qué comer, nuestro nombre, la escuela donde estudiamos, entre otros), pero parece que olvidaron la posibilidad de que en algún momento podríamos pasar por un episodio depresivo o afectación emocional. Pensemos que las emociones harán parte de nuestra vida hasta la muerte; inclusive el mismo Jesús afrontó cuadros de intensa emotividad:

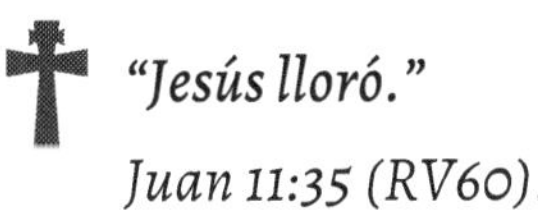

"Jesús lloró."
Juan 11:35 (RV60).

Quisiera terminar este apartado reiterando la necesidad de aceptar que la depresión puede ser ayudada desde un foco espiritual, pero sin rechazar los elementos que desde la ayuda psico-clínica pueden darse como herramientas para complementar el camino de cura que el enfermo transita.

La depresión no es el final, podría llegar a ser una oportunidad para superar y hasta acompañar a otros en lo que en inicio parecía insuperable: la prisión de la depresión. ¡SÍ ES POSIBLE SALIR! No te rindas, por favor.

Ayuda familiar

En la mayoría de los casos, la red de apoyo con que cuenta el paciente es su familia, pero de igual forma, los más afectados con la condición depresiva son justamente ellos. Es allí donde el desespero llega a ambas partes: una de las partes trata de ayudar, y la otra siente que no es ayudada.

La familia es el núcleo que permite el fortalecimiento de la vida en sociedad. En ese orden, ella jugará un papel trascendental para que quien padece depresión la pueda superar. No significa que quienes no cuentan con un lazo familiar fuerte no puedan salir de esa opresión, en algunos casos se ha notado que son más recursivos para echar mano de lo que ellos mismos consideran puede sostenerles en la vida, por ejemplo, el arte.

Cuando se ha diagnosticado un trastorno depresivo, y más aún, cuando ese episodio va acompañado con otras psicopatologías, la cooperación de la familia es de gran importancia.

La familia no solo estará allí para dar un apoyo moral, también deberá aportar en la disminución de presiones que no convienen al enfermo, es decir, se han de mostrar comprensivos y colaboradores ante un cuadro que talvez sea difícil de asimilar para ellos. ¡El amor y apoyo de una familia puede marcar la diferencia!

Hablando de ese componente del amor, y mencionando su relevancia, nada mejor que echar mano de ese amor familiar; recordemos lo que dice en el texto bíblico:

✝ *"Tres cosas durarán para siempre: la fe, la esperanza y el amor; y la mayor de las tres es el amor."*
1 Corintios 13:13 (NTV).

La escucha, el amor y el acompañamiento de la familia, facilitarán el tratamiento del depresivo, pero también ayudarán a que las recaídas recurrentes sean menos frecuentes y más manejables. Así se mejorará considerablemente la calidad de vida del paciente y se aportará considerablemente en la disminución de ese sufrimiento que percibe quien afronta la enfermedad.

> **Palabras como "psiquiatra" o "psicólogo" generan en algunas personas una serie de miedos.**

La mejor ayuda para con quien padece de depresión, puede ser quedarse callado en ciertas ocasiones y simplemente dejarle saber que ahí estamos. No necesariamente hablar, animar, o la presencia desde un esquema corporal. A veces el que se encuentra en un estado depresivo quiere estar en silencio, y hasta solo, pero sabiendo que alguien está ahí.

Me gustaría sugerir a quien está pasando por esta enfermedad, que si cuenta con una familia que quiere acompañarlo, pero en lugar de ayudarlo, usted siente que lo molestan o indisponen con consejos, palabras, oraciones, recomendaciones, entre otros, podría escribir (si no tiene fuerzas emocionales para hablar) una carta dejándoles saber cómo pueden apoyarle. Algo así como:

"Querida familia, estoy pasando por algo que ni yo mismo entiendo. Veo que quieren ayudarme; sin embargo, no siempre podrán hacerlo de la manera que ustedes consideran viable.

Hay días que no quiero hablar, no quiero levantarme, no quiero ver a nadie. Días en los que me cuesta sostener mi propio cuerpo. Les voy a pedir que por momentos solo me escuchen, sí, me refiero a escucharme, incluyendo escuchar mi silencio. Saber que están ahí es un gran aliciente, pero necesito ir paso a paso hasta salir de esta prisión que a veces parece no tener salida, pero estoy seguro de que con su ayuda la superaré.

Cuando no quiera hablar o contestar, no es algo contra ustedes, es quizás ese tormento que no me permite ni querer responder. Gracias por tratar de entender algo desconocido, algo que no entienden, pero no tienen que entender la depresión, conque me entiendan a mí bastará.

Esta situación es de picos altos y bajos, de días grises y un tanto más claros, pero de seguro celebraremos cada avance por más pequeño que sea, ya que parece que en esto, cada paso cuenta".

La familia es un soporte emocional maravilloso. Para ilustrarlo, permítame transportarme a ese relato bíblico donde el protagonista es un hombre llamado José, quien nos muestra las implicaciones que el apoyo familiar puede tener. En este pasaje se lee:

"Llorando de alegría, José abrazó a Benjamín, y Benjamín hizo lo mismo. Luego José besó a cada uno de sus hermanos y lloró sobre ellos, y después comenzaron a hablar libremente con él."

Génesis 45:14-15 (NTV).

¡Un hermoso ejemplo de lo que una familia puede generar!

Ayuda Profesional

Hemos llegado a un punto álgido en el libro, el momento de abordar una de las ayudas que más resistencia parece tener de quienes sufren depresión o las familias de este. Tanto el depresivo como sus amigos y familia no en pocos casos piensan que la depresión se puede manejar de forma banal. Algunos hasta dicen que simplemente demanda tiempo y curará.

Una de las principales razones por las que sucede es porque palabras como "psiquiatra" o "psicólogo" generan en algunas personas una serie de miedos, los cuales se combinan con imaginativos tejidos alrededor de mitos, películas, frases y opiniones que causan frustración, afectación y finalmente un bloqueo hacia la ayuda que los profesionales de la salud mental podemos dar.

Un día atendí un joven de 27 años que fue hospitalizado por un trastorno depresivo mayor acompañado de autolesión. Al entrevistarlo me dijo: *"Doctor, míreme, uno tan joven y aquí*". Cuando le pregunté: "*dónde*", me miró y pensativo me dijo: "*pues en el lugar de los locos*". Inmediatamente, le corregí: "*¿y si te digo que en realidad estás en un hospital común y corriente, donde las personas inteligentes llegan para encontrar salida a su dolor?*". Ante su mirada atenta terminé diciendo: "*en realidad es como el hospital al que alguien va para tratar un dolor o herida en su cuerpo, la diferencia es que aquí tratamos las heridas y los dolores del alma*".

Todavía recuerdo el rostro de ese joven cuando terminé de decirle aquello y la forma intempestiva en que se levantó para abrazarme y decirme no sé cuántas veces "*gracias*". La entrevista culminó con unas palabras de su parte: "*nunca pensé que venir aquí podía ser un acto de amor e inteligencia para conmigo mismo. Creo que hasta me siento un poquito feliz, cosa que hace mucho tiempo no experimentaba; sin mencionar que anoche por fin pude dormir*".

Por episodios como este es que cada semana voy lleno de alegría al hospital y entro apasionado a la sala asignada, porque sé que la ayuda profesional (aunque algunos la desprecian o le teman) puede marcar la diferencia entre la cura o el desborde de la depresión.

Lastimosamente, muchos prefieren hundirse en sus miedos y dolor antes que pedir este tipo de ayuda. Una ayuda, que de ser la adecuada y dada a tiempo, puede evitar no solo la a-funcionalidad de una persona, sino una tragedia provocada por ese trastorno depresivo no tratado.

De modo que la diferencia entre quedarse o salir de la depresión puede estar en la articulación de la ayuda profesional en conexión con las otras ayudas mencionadas.

Para mis lectores cristianos quiero responder algunas preguntas que tal vez pasan por sus mentes (pasaron por la mía cuando decidí dedicar media vida al estudio de la psicología) y pueden ser un dique para buscar ayuda profesional. ¿Qué dice Dios de la ayuda profesional?, ¿es pecado ir a un psiquiatra o psicólogo?, ¿puedo tomar medicamentos para tratar la depresión?, ¿puedo ir por urgencias psiquiátricas si siento la necesidad de hacerlo?

Tengo que confesarles algo, un alto porcentaje de pacientes que llegan al hospital en estado desbordado o crítico, en lo que a salud mental concierne, son personas de fe o con discursos religiosos muy elaborados, pero en muchos de esos casos se evidencia que, si hubieran buscado ayuda a tiempo, su hospitalización, y hasta medicación, se hubiera podido evitar.

Permítame explicar algo: conozco a varias personas con alta espiritualidad, fe o muy anudados a su religión que toman medicamentos a diario para controlar la diabetes, el colesterol o asuntos cardiacos; pero no entiendo por qué cuando se habla de tomar medicinas para conciliar el sueño, regular el apetito alterado por un evento doloroso, o compensar procesos bioquímicos que están afectando a nivel cerebral o mental, de inmediato salen esos mitos y fantasmas que gritan: *"¡No, eso te hará dependiente!"*, *"¡no, eso es pecado!"*, *"¡no, eso hará daño a otros órganos!"*.

Yo pregunto, ¿acaso un medicamento para la presión no tiene un listado de posibles efectos colaterales? Aun así, el paciente lo toma para mejorar su calidad de vida y hasta la existencia misma. Quiero entonces desmitificar los procedimientos psiquiátricos, las terapias psicológicas, la hospitalización y todo lo que contribuye al bienestar de una persona que reconoce un problema en su mente o en su alma y necesita ayuda profesional.

> **los procesos psicoterapéuticos y hospitalarios ayudan a que la depresión sea controlada, manejada y por qué no, curada.**

En este punto debo decir que, en mi concepto, la ciencia es una herramienta maravillosa a través de la cual Dios nos muestra su amor, ya que con todo lo que ha dejado a nuestra disposición nos facilita una vida de calidad.

He tenido la oportunidad de estar en un quirófano observando desde cuando el paciente es anestesiado, el momento de la cirugía, y la recuperación posterior a la sedación. Solo he podido concluir a manera de pregunta: ¿cómo no darle gracias a Dios por tanta sabiduría que permite intervenir un cuerpo sin generar el más mínimo dolor?

Algunos de mis lectores muy espirituales dirán: "muéstreme eso en la Biblia". En el ánimo de invitarles a ver con otros ojos la ayuda de la ciencia, quiero mencionar algunos versos bíblicos para su reflexión:

✝ *"¿No sabrá el que enseña al hombre la ciencia?"*
Salmos 94:10 (RV60).

 *"Los ojos de Dios velan por la ciencia..."*
Proverbios 22:12 (RV60).

Un escritor bíblico, como fue Lucas, era de profesión médico, observe lo que dice el texto bíblico:

 *"También les envían saludos Demas y el <u>médico Lucas</u>, a quien queremos mucho."*
Colosenses 4:14 (TLA).

Hasta el mismo apóstol Pablo en una ocasión termina recomendando a Timoteo aspectos relacionados con un tratamiento médico.

Lo anterior muestra que a pesar de que a muchos les incomoda la búsqueda de ayuda profesional, desde el campo espiritual y bíblico, no es así. Entiendo que quienes somos creyentes y practicamos una espiritualidad basada en la vida cristiana damos prioridad a la ayuda divina, pero no por eso debemos caer en el extremo o ignorancia de despreciar o satanizar el aporte de personas, procesos e instituciones que pueden acompañar a quienes padecen un cuadro depresivo o están pasando por una afectación mental.

Si usted siente que la depresión avanza, que los pensamientos de autolesión son recurrentes y aterrorizantes, que la desesperanza es cada vez más profunda, no dude en pedir ayuda. Existen líneas de atención en cada país que pueden asistirle de forma inmediata y ayudarle a estabilizarse ante un evento de desborde o desencadenamiento emocional.

La ayuda profesional es una herramienta que puede contribuir desde distintos frentes. Por ejemplo, cuando se llega a terapia psicológica, el profesional puede identificar la necesidad de remitir a urgencias, o de que el paciente sea evaluado por psiquiatría, lo que permitirá un tratamiento psico-farmacológico, si es el caso. Cuando la depresión es muy aguda, profunda y avanza sin control, la mejor opción es contemplar el acompañamiento tanto de psicología como de psiquiatría.

En cierta ocasión, al terminar la entrevista con un paciente en el hospital donde presto mis servicios, el psiquiatra que estaba conmigo me dijo: *"Arango, creo que lo mejor es apagar un poco ese cerebro para que el paciente pueda pensar y descansar. De seguro luego podrá comer y entonces me ayudas con psicoterapia"*. Efectivamente, al aplicar el procedimiento tal como lo propuso el profesional, vimos resultados significativos en la persona.

Los procesos psicoterapéuticos y hospitalarios ayudan a que la depresión sea controlada, manejada y por qué no, curada; sus resultados son satisfactorios no solo para el paciente, sino para quienes lo aman. Si usted está luchando por decidir si toma esta alternativa o no, permítame decirle: ¡sí, es una buena opción! Solo debe asegurarse de ser atendido por gente calificada y autorizada para ese tipo de tratamientos.

¿Para qué ir a un profesional de la salud mental? Una sesión con un psicólogo o un psiquiatra le puede dar luz respecto a cómo enfrentar su enfermedad, por eso siempre invito a no negarse la posibilidad de hacerlo. Igualmente, en casos de conocidos o familiares que usted sabe que necesitan ayuda, no obstaculizarles la visita a dicho profesional.

A lo largo de los años he visto tantos amigos, conocidos y hasta colegas (en la función pastoral) sufriendo no solo de depresión, sino de otros trastornos mentales; aún tengo en mi retina la cara de temor y vergüenza de algunos de ellos cuando de manera confidente (como si hubieran cometido un crimen) me contaron lo que les estaba pasando. Sin embargo, lo que más recuerdo son sus rostros de esperanza cuando les expresé que podía entender lo que les pasaba. Quienes desarrollan una labor pastoral comprenden que Dios también les entiende y les puede ayudar.

Con ellos me he dado el tiempo para explicarles cómo, desde la organicidad del ser humano, hay causales para que pase en su mente lo que están experimentando. Les explico que hay herramientas, medicamentos y ayudas terapéuticas para superar ese malestar y padecimiento, y me han escuchado decir, fiel a mi fe, que toda esa ayuda es muy buena, pero que siempre fundamento todo desde la asistencia del Espíritu Santo como eje del tratamiento.

Algunos no estarán de acuerdo y podrán repeler sobre todo esa última frase, acusándome de sugestivo e imaginario, pero debo confesar que esa ha sido mi experiencia cuando de abordar la depresión se trata. El generar una estructura desde la tríada de lo espiritual, profesional y familiar, ha sido de gran ayuda aun en casos que se consideraban perdidos.

En conclusión, quiero puntualizar que no es buena idea descartar la ayuda profesional, eso sí, siempre recomiendo buscar las personas correctas, que le hagan sentir cómodo y que compartan, o al menos respeten de forma sincera, sus principios de fe y modelo de vida; de esa forma el acompañamiento terapéutico tendrá la tendencia a ser altamente beneficioso, tanto para el que sufre de depresión, como para quienes le rodean.

Mantener el seguimiento

La prisión de la depresión, como la he llamado, puede ser traicionera y tratará de engañar. Habrá días cuando sientes que todo está superado, pero llegarán otros en los que crees que tu situación no tiene remedio y de nada sirve seguir. Cuando sientas que los síntomas se agudizan, pide ayuda, busca personas que consideres importantes y que te pueden ayudar.

Es una realidad que puede darse, la conocemos como *"distimia"*, episodios depresivos recurrentes donde el paciente no sabe qué hacer. Por eso recomiendo generar permanentemente procesos de seguimiento, aunque haya pasado el tiempo y se note una mejoría considerable.

La depresión puede tratar de emerger, incluso algunos le dan un tinte de hereditaria, y es sabido que hay estructuras psíquicas que están menos fuertes para sobrellevar ciertos eventos de la vida, lo cual puede desencadenar nuevamente un episodio depresivo.

Un tratamiento para la depresión no da resultados rápidos. No se logra curar un paciente de la noche a la mañana. Sí, yo creo en milagros, pero no siempre sucede así. De no ser por un milagro (que puede ocurrir), tratar la depresión tomará tiempo, paciencia y seguimiento. Es ese seguimiento el que hará que la persona se fortalezca emocional y mentalmente.

Cuando una persona tiene una red de apoyo fuerte, un seguimiento y acompañamiento terapéutico constante, así como la correcta adherencia al tratamiento (medicamentos), es muy probable que su funcionalidad y estabilidad se mantengan. Poco a poco se irán bajando las dosis de medicamentos, la frecuencia terapéutica irá disminuyendo, y finalmente la persona comprobará que sí era posible salir de esa prisión en la que creyó estar condenado sin esperanza.

Tanto el que sufre de depresión como su familia, deberán concientizarse de que no se trata de resultados repentinos ni resonantes. Por eso he venido enfatizando que en la depresión cada avance cuenta y cada lucha ganada es un motivo para celebrar y llenarse de esperanza.

No tome en poco aquella mañana que se levantó y le provocó tomar un café como hace mucho no ocurría; ese día que volvió a admirar un pajarito de bellos colores; celebre ese momento en el que sonrió mientras se miraba al espejo; ese instante en el que se vio hermosa cuando se vistió con cierto atuendo. Lo repito una vez más: no olvide, cada avance cuenta.

En la línea del seguimiento, considero que hacer un control periódico de síntomas, avances, amenazas o recaídas es fundamental en el intento diario de superar totalmente la depresión.

Un detalle no menor que me ha tocado repetir una y otra vez a consejeros, familiares de los pacientes, pastores, líderes religiosos y amigos es: por favor, nunca interrumpan abruptamente las medicinas que han sido formuladas al paciente que enfrenta la depresión. Muchos medicamentos psiquiátricos generan un efecto rebote (reacción inversa que lleva a una recaída o regreso al estado inicial y empeoramiento de lo que fue la fase inicial), por lo cual es prudente mantener las orientaciones médicas mientras se esté en el tratamiento.

Nota. Al final encontrará un test sencillo que podrá usar como una evaluación subjetiva, NO CONCLUYENTE, en cuanto a lo que a la depresión se refiere. No tome el resultado como un diagnóstico, tampoco como una realidad, permita que sean los profesionales de la salud mental los que determinen diagnósticos tanto de carácter diferencial como concluyente.

EPÍLOGO

Esa prisión llamada depresión tiene distintas puertas, pero no todos caben por la misma salida. Algunos tomarán caminos distintos, tiempos distintos y abordajes diferenciales para escapar de ella. Lo que quiero decirte es que la depresión sí tiene cura, pero debe ser abordada de la forma adecuada y con las personas correctas.

Quizás algunos puedan confundir la tristeza u otros cuadros emocionales con depresión; sin embargo, la depresión es mucho más. Hay episodios de dolor que son momentáneos o parte natural de la vida, como la muerte de un ser querido, pero no deben confundirse con depresión. Por eso, ante las dudas sobre su salud mental, debe consultar para generar el abordaje correcto.

Hay eventos fortuitos que son estacionales, o sea, llegan y así mismo se van (un noviazgo, un semestre, un domicilio, una amistad), otros demandarán de una mejor gestión emocional. No nos aventuremos a señalar un cuadro emocional como un episodio depresivo, tampoco debemos contener de inmediato la exteriorización del dolor. Se puede llorar sin estar deprimido, se puede sentir tristeza sin estar deprimido, estas son expresiones que hacen parte de la vida.

Aquí me gustaría sumar algo con lo que lucho constantemente en la consulta externa, y es el vacío en el que hoy se cae respecto a lo que a nuestras emociones se refiere. Considero que no hay malas emociones, sino emociones no gestionadas o gestionadas de manera incorrecta.

La tristeza, por ejemplo, es una emoción correcta para el alma frente al dolor; asimismo, la rabia puede ser protectora en alguna situación. Con asombro veo como instituciones de carácter educativo, ante un comportamiento disruptivo o agitado de un niño, lo envían de inmediato a que se haga un diagnóstico y que ojalá se le medique.

En muchos casos he tenido que decirles a los padres: *"su hijo no tiene trastorno por déficit de atención con hiperactividad (TDAH), lo que tiene es falta de atención suya"*. Sin embargo, el colegio es feliz de que se formule una pastilla para apagar al niño. Todo lo anterior, para decirle que no vea como depresión o trastorno lo que hace parte de la vida, lo que es natural de las emociones y del ser.

La depresión es una enfermedad que demanda tanto o más cuidado que una dolencia física conocida, porque la persona deprimida entra en una condición de desesperanza, de tristeza profunda, que amenaza con arruinar no solo su vida, sino la de quienes le rodean.

A veces percibo la depresión en estados avanzados como una invalidez emocional, la cual no debe ser ignorada. Es triste cuando por desconocimiento o insensibilidad terminamos pidiendo o exigiendo a quienes la padecen que simplemente se levanten y sigan la vida. Se lanzan frases como: *"usted está tratando de llamar la atención"*, *"levántese a producir"*, *"aquí no sostengo vagos*", no tomando en consideración el tormento del enfermo a quien esas palabras, en lugar de ayudarle, le causan más daño y frustración.

Esas declaraciones desafiantes, amenazantes y altisonantes no funcionan para abordar la depresión, por el contrario, esos pedidos de levantarse y sobreponerse de forma natural llevan a un aumento del malestar para quien está sufriendo.

La depresión no debe negarse, condenarse o reprimirse. La depresión es un estado que debe tratarse, acompañarse e intentar resolverse de la forma correcta. Las distintas ayudas mencionadas anteriormente pueden ser de gran valor para superar esa agonía que la depresión genera.

No podemos olvidar que para lograr el objetivo será necesario un acompañamiento desde la integralidad, lo cual permitirá que, desde lo familiar, lo profesional y lo espiritual, el enfermo pueda emprender un camino de salida de una prisión en la que cayó sin casi darse cuenta.

Las preguntas que en distintos seminarios y capacitaciones me hacen son: "*¿cómo empiezo?*", "*¿quién puede ayudarme?*". Esperanzadoramente, le digo que hay más gente interesada en ayudarle de la que usted se imagina. A la pregunta, ¿cómo empiezo? Le respondería, aceptando que necesita ayuda, ese es el mejor comienzo; posteriormente, debe buscar a alguien que considera importante y para quien usted también lo sea, este será un paso fundamental para buscar la salida.

Transitar el camino de salida a través de las ayudas que he mencionado, son pasos que le ayudarán considerablemente.

No olvide que la ayuda espiritual está en ese abanico de opciones, y aunque muchos la descartan, puedo decirle que es un recurso que vale la pena abrazar.

A continuación, le dejo un posible paso a paso respecto a qué hacer y cómo empezar su proceso de salida de la prisión de la depresión:

✚ Acepte que necesita ayuda.

✚ Busque la persona o personas que considera valiosas en su vida que le pueden ayudar.

✚ Cuénteles sin temor, qué siente, desde cuándo se siente así y todo lo que ha pasado por su mente que le preocupa o le asusta.

✚ Comparta con claridad si ha intentado hacerse daño, o lo ha pensado últimamente.

✚ Acepte la ayuda profesional, familiar y espiritual.

✚ Si consulta y se le formula algún medicamento, sea constante y siga las recomendaciones dadas.

✚ Considere encontrar una actividad en la que pueda depositar su malestar: arte, deporte, ejercicio, escritura, dibujo, etc.

✚ Mantenga seguimiento de síntomas y avances.

✚ Tenga paciencia, no genere falsas expectativas y permítase aceptar que todos tenemos tiempos diferentes. No corra carreras ajenas, su caso es individual, así que paso a paso es mejor.

✝ *"Los problemas que enfrentan en su vida no son distintas de los que otros atraviesan. Y Dios es fiel; no permitirá que el problema sea mayor de lo que puedan soportar. Cuando estén en dolor, él les mostrará una salida, para que puedan seguir"*

1 Corintios 10:13 (Versión libre).

¡Sí, hay salida de esa prisión!

Recuerde, no es la muerte la que sana o termina con la depresión, es a través del amor; del paso a paso; de la paciencia diaria ante los pequeños o nulos avances; de las distintas ayudas que hay, y de esa inmensa ayuda de Dios, que podrá ver que su vida tiene un gran propósito y aunque tome tiempo, lo va a alcanzar.

APÉNDICE

Test de Beck de autoevaluación de la Depresión

Instrucciones tomadas de la universidad de Buenos Aires en su publicación web del test de Beck.

Este cuestionario consta de 21 grupos de afirmaciones. Por favor, lea con atención cada uno de ellos cuidadosamente. Luego elija uno de cada grupo, el que mejor describa el modo como se ha sentido las últimas dos semanas, incluyendo el día de hoy.

Marque con un círculo el número correspondiente al enunciado elegido. Si varios enunciados de un mismo grupo le parecen igualmente apropiados, marque el número más alto. Verifique que no haya elegido más de uno por grupo, incluyendo el ítem 16 (cambios en los hábitos de sueño) y el ítem 18 (cambios en el apetito).

1. Tristeza
0. No me siento triste
1. Me siento triste gran parte del tiempo
2. Me siento triste todo el tiempo
3. Me siento tan triste o soy tan infeliz que no puedo soportarlo.

2. Pesimismo
0. No estoy desalentado respecto a mi futuro
1. Me siento más desalentado respecto a mi futuro que lo que solía estar

2. No espero que las cosas funcionen para mí

3. Siento que no hay esperanza para mi futuro y que solo puede empeorar.

3. Fracaso

0. No me siento como un fracasado

1. He fracasado más de lo que hubiera debido

2. Cuando miro hacia atrás veo muchos fracasos

3. Siento que como persona soy un fracaso total.

4. Pérdida de placer

0. Obtengo tanto placer como siempre por las cosas de las que disfruto

1. No disfruto tanto de las cosas como solía hacerlo

2. Obtengo muy poco placer de las cosas que solía disfrutar

3. No puedo obtener ningún placer de las cosas de las que solía disfrutar.

5. Sentimientos de culpa

0. No me siento particularmente culpable

1. Me siento culpable respecto a varias cosas que he hecho o que debería haber llevado a cabo

2. Me siento bastante culpable la mayor parte del tiempo

3. Me siento culpable todo el tiempo.

6. Sentimientos de castigo

0. No siento que esté siendo castigado

1. Siento que tal vez pueda ser castigado

2. Espero ser castigado

3. Siento que estoy siendo castigado.

7. Disconformidad con uno mismo

0. Siento acerca de mí lo mismo que siempre

1. He perdido la confianza en mí

2. Estoy decepcionado conmigo

3. No me gusto.

8. Autocrítica

0. No me critico ni me culpo más de lo habitual

1. Estoy más crítico conmigo mismo de lo que solía estarlo

2. Me critico por todos mis errores

3. Me culpo a por todo lo malo que sucede.

9. Pensamientos o deseos suicidas

0. No tengo ningún pensamiento de suicidarme

1. He tenido pensamientos de suicidarme, pero no lo haría

2. Querría acabar con mi vida

3. Me suicidaría si tuviera la oportunidad de hacerlo.

10. Llanto

0. No lloro más de lo que solía hacerlo

1. Lloro más de lo que solía hacerlo

2. Lloro por cualquier pequeñez

3. Siento ganas de llorar, pero no puedo.

11. Agitación

0. No estoy más inquieto o tenso de lo habitual
1. Me siento más inquieto o tenso de lo habitual
2. Estoy tan inquieto o agitado que me es difícil quedarme quieto
3. Estoy tan inquieto o agitado que tengo que estar siempre en movimiento o haciendo algo.

12. Pérdida de interés

0. No he perdido el interés en otras actividades o personas
1. Estoy menos interesado que antes en otras personas o cosas
2. He perdido casi todo el interés en otras personas o cosas
3. Me es difícil interesarme por algo.

13. Indecisión

0. Tomo mis propias decisiones tan bien como siempre
1. Me resulta más difícil que de costumbre tomar decisiones
2. Encuentro mucha más dificultad que antes para tomar decisiones
3. Tengo problemas para tomar cualquier decisión.

14. Desvalorización

0. Siento que soy valioso
1. No me considero a mí mismo tan valioso y útil como solía considerarme

2. Me siento menos valioso cuando me comparo con otros

3. Siento que no valgo nada.

15. Pérdida de energía

0. Tengo tanta energía como siempre

1. Tengo menos energía de la que solía tener

2. No tengo suficiente energía para hacer demasiado

3. No tengo energía suficiente para hacer algo.

16. Cambios en los hábitos de sueño

0. No he experimentado ningún cambio en mis hábitos de sueño

1a. Duermo un poco más de lo habitual

1b. Duermo un poco menos de lo habitual

2a. Duermo mucho más de lo habitual

2b. Duermo mucho menos de lo habitual

3a. Duermo la mayor parte del día

3b. Me despierto una o dos horas más temprano y no puedo volver a dormir.

17. Irritabilidad

0. No estoy tan irritable como lo habitual

1. Estoy más irritable de lo habitual

2. Estoy mucho más irritable de lo habitual

3. Estoy irritable todo el tiempo.

18. Cambios en el apetito

0. No he experimentado ningún cambio en mi apetito

1a. Mi apetito es un poco menor de lo habitual

1b. Mi apetito es un poco mayor de lo habitual

2a. Mi apetito es mucho menor que antes

2b. Mi apetito es mucho mayor de lo habitual

3a. No tengo apetito en absoluto

3b. Quiero comer todo el día.

19. Dificultad de concentración

0. Puedo concentrarme tan bien como siempre

1. No puedo concentrarme tan bien como habitualmente

2. Me es difícil mantener la mente en algo por mucho tiempo

3. Encuentro que no puedo concentrarme en nada.

20. Cansancio o fatiga

0. No estoy más cansado o fatigado de lo habitual

1. Me fatigo o me canso más fácilmente de lo habitual

2. Estoy demasiado fatigado o cansado para hacer muchas de las cosas que solía hacer

3. Estoy demasiado fatigado o cansado para hacer la mayoría de las cosas que solía realizar.

21. Pérdida de interés en el sexo

0. No he notado ningún cambio reciente en mi interés por el sexo

1. Estoy menos interesado en el sexo de lo que solía estar

2. Estoy mucho menos interesado en el sexo
3. He perdido completamente interés en el sexo.

INTERPRETACIÓN

0 - 9 puntos:	No hay depresión
10 a 18 puntos:	Depresión leve
19 a 29 puntos:	Depresión moderada
Mayor a 30 puntos:	Depresión grave.

Tomado de Gelabert, *Ramón (2010)*. Guía práctica de la salud: depresión

Original

Beck AT, Ward CH, Mendelson M et al. Inventory for measuring depression. Arch Gen Psychiatr 1961; 4: 561-571.

Beck AT, Rush AJ, Shaw BF et al. Cognitive Therapy of Depression. New York: Guilford Press, 1979.

Validación

Conde V, Useros E. El inventario para la medida de la depresión de Beck. Rev Psiquiatr Psicol Med Eur Am Lat 1974; 12: 153-167.

Conde V, Useros E. Adaptación castellana de la Escala de Evaluación Conductual para la Depresión de Beck. Rev Psiquiatr Psicol Med Eur Am Lat 1975; 12: 217-236.

BIBLIOGRAFÍA

Baxter, R. (2019) Depresión, ansiedad y la vida cristiana. Miami FL: Patmos.

Bertholed, Roberto (2012). La Depresión, una lectura desde el psicoanálisis. IV Congreso Internacional de investigación y práctica profesional en psicología. XIX Jornada de investigación VIII Encuentro de Investigadores en Psicología del MERCOSUR. Facultad de Psicología - Universidad de Buenos Aires. Buenos Aires Dirección estable (2012) https://www.academica.org/00072-725

Climent, C. (2000). Lo esencial en psiquiatría Cali. Feriva.

DSM V. (1995). Manual diagnóstico y estadística de los trastornos mentales. Barcelona. Masson.

Freud, S. (1925-1926). Inhibición, síntoma y angustia. Tomo XX. Amorrortu Editores.

Gelaber, R. (2010). Guía práctica de la salud: depresión. Zaragoza, Vida sana. https://www.psi.uba.ar/academica/carrerasdegrado/psicologia/sitios_catedras/obligatorias/070_psicoterapias1/material/inventario_beck.pdf

Donald W. Goodwin, S. B. (1984). Diagnóstico psiquiátrico. Michigan: Oxford University Press.

Jackson, S.W. (1989) Historia de la melancolía y la depresión desde los tiempos hipocráticos a la época moderna. Editorial Turner.

Lacan, J. (2006) Seminario El Sinthome. Editorial Paidós.

Leonardo, E. & Hen, R. (2008). Anxiety as a Developmental Disorder. Neuropsychopharmacology Reviews

Levinson, DF. (2006) La genética de depresión. Psiquiatría biológica.

Noveck, Thompson. (2007). Familia y amigos. Sacramento. Ca:14.

Rota, D. y E. (2021). Depresión, cómo tratarla y superarla. Dallas, Tx. e625.

Seligman, M. (1995).The effectiveness of psychotherapy: The Consumer Reports Study, American Psychologist, 50, 12, 965-974.

Stamateas, B. (2012) Emociones tóxicas. Buenos Aires. Planeta.

Sue, David (2010). Psicopatología, comprendiendo la conducta anormal. México. Cengage Leaerning.

Made in the USA
Columbia, SC
05 March 2025

54708508R00054